图解 小儿推拿

——妈妈是孩子最好的按摩医

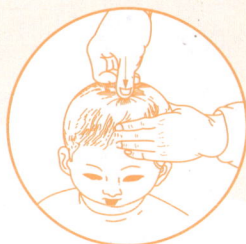

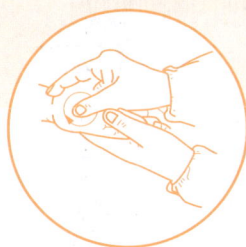

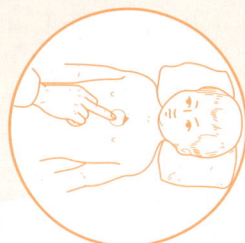

王德军　主编

中国健康传媒集团
中国医药科技出版社

内容提要

本书以图文并茂的方式阐述了小儿推拿保健疗法，并配以真人操作视频二维码。全书分三章，第一章介绍了有关小儿推拿的基础知识；第二章介绍小儿推拿疗法在各科疾病中的具体运用，第三章介绍了小儿常用的保健推拿方法，以达到未病先防的目的。内容丰富，简便易学，形式直观，可供基层医务人员、小儿家长和推拿爱好者学习、参考。

图书在版编目（ＣＩＰ）数据

图解小儿推拿：妈妈是孩子最好的按摩医 / 王德军主编 .—北京：中国医药科技出版社，2018.1
ISBN 978-7-5067-9588-3

Ⅰ.①图… Ⅱ.①王… Ⅲ.①小儿疾病—推拿—图解 Ⅳ.①R244.1-64

中国版本图书馆 CIP 数据核字 (2017) 第 227369 号

本书视频音像电子出版物专用书号：

ISBN 978-7-88728-207-1

美术编辑　陈君杞
版式设计　张　璐
出版　**中国健康传媒集团**｜中国医药科技出版社
地址　北京市海淀区文慧园北路甲 22 号
邮编　100082
电话　发行：010-62227427　邮购：010-62236938
网址　www.cmstp.com
规格　710×1000mm　$\frac{1}{16}$
印张　16
字数　186 千字
版次　2018 年 1 月第 1 版
印次　2018 年 8 月第 2 次印刷
印刷　三河市国英印务有限公司
经销　全国各地新华书店
书号　ISBN 978-7-5067-9588-3
定价　**38.00 元**

前 言

　　小儿推拿疗法是在中医基本理论指导下，根据儿童的生理病理特点，在其体表特定的穴位或部位施以手法推拿，以防病治病或保健的一种外治疗法。小儿推拿是绿色疗法，不必打针吃药，没有毒副作用，也不需要医疗器械，手法简单易用，是自然、物理的儿童保健和疾病治疗方式。

　　一般来说，小儿推拿疗法主要适宜出生至14周岁以下的儿童，特别是6岁以下的婴幼儿，疗效显著。其治疗范围比较广泛，可涉及内、外、五官、神经、骨伤科等病症。

　　本书借鉴了现代推拿学者有关论著中所阐述的小儿推拿理论和经验，结合编者在小儿推拿教学和临床实践中的经验而编撰，旨在普及和推广小儿推拿疗法。

全书分三章，第一章介绍了有关小儿推拿的基础知识；第二章介绍小儿推拿疗法在各科疾病中的具体运用，每种病均按概述、辨证、治疗、注意事项顺序详细介绍；第三章介绍了小儿常用的保健推拿方法，以达到未病先防的目的。本书图文并茂，并随书配有手法操作二维码，可方便家长对照查看。

本书力求科学、实用、有效，但由于编者水平和条件有限，难免有纰漏之处，敬请广大读者指正。

编者
2017 年 7 月

目 录
CONTENTS

Chapter
1 小儿推拿
疗法基础

用您的双手给孩子治病——小儿推拿常用手法

上天赐予小儿特有的灵丹妙药——小儿特定穴

Chapter
2
让孩子远离药毒
——小儿常见疾病的推拿治疗

Chapter
3 未病先防
——小儿推拿保健

Chapter

1

小儿推拿
疗法基础

家长应该知道的
——小儿推拿概述

一、父母也能给孩子治病——掌握小儿推拿其实很容易

孩子是祖国的花朵、家庭的未来！宝宝一生病，全家人都心神不宁，焦头烂额，于是病急乱投医，盲目而过多地服用抗生素等药物，使其在杀灭了致病菌的同时，也杀死了保护人体自身的正常菌群，更使许多疾病的治疗和预防面临"无药可用"的难题。这也是西医中最为人诟病之处。医学界流行着这样一句话，在美国买枪很容易，买抗生素很难。但在我国恰好相反，中国是全球滥用抗生素最严重的国家之一。无论是感冒还是发烧，只要一有病症，马上就会大剂量使用最新最贵的抗生素。其实普通感冒 90% 以上是病毒所致，抗生素不起作用，但是后果很严重，抗生素本身的副作用和毒性反应会损害肾脏、肝脏，同时令细菌的耐药性增加。儿科专家指出"滥用药物是导致孩子老生病的首要原因""滥用抗生素，孩子是最大的受害者""抗生素滥用造就超级细菌和耐药宝宝"。卫生部医管司评价处处长刘勇更表示："目前我国每研制一个抗生素要 10 年，而细菌产生耐药性只需两年。如果再不加以控制，过不了多长时间，老百姓看病吃药就没有有效的抗生素可用。"而孩子童年就对顶级抗生素产生耐药性，长大后用什么抗生素？

难道真的没办法了吗?

随着人们对生活质量的要求日益提高,追求自然、绿色的保健、治疗方式成为时尚的趋势。平时加强对宝宝的护理,让宝宝强身健体、尽量不生病或少生病是家长的希望。即使宝宝生病了,在天然、物理疗法有效的情况下,尽可能不使用化学药物已经成为医学界的共识和儿童家长的追求。

小儿推拿是绿色疗法,不必打针吃药,没有毒性及不良反应,也不需要医疗器械,手法简单易用,是天然、物理的儿童保健和疾病治疗方式。婴儿抚触已经为很多宝宝家长所知,与婴儿抚触相比,小儿推拿具有更加丰富的经络、穴位以及手法,效果更好、适应范围更广,对儿童的健康和生长发育具有更好的保健和治疗效果。

中医推拿学是中医学中的重要学科,与中药、针灸并列为中医的三大形式,已形成完整体系的小儿推拿更是中医留给后人的宝贵财富。在中医学理论中,推拿最完整的理论就是小儿推拿。从古至今,小儿推拿对儿童的健康成长都起到了很好的治病、防病的作用。在小儿推拿的理论和实践经验中,蕴涵了几千年来中国传统医术的精髓,但是又十分易懂易学。

和小儿推拿专科医生相比,家长学习小儿推拿是相对容易和简单的。小儿推拿医生要为不同的孩子诊断病情并做针对性治疗,因此,需要学习大量的专业知识和长期的专业训练。而每一个普通家长,只为自己的孩子服务,服务对象具有单一性,关注的小儿常见病可能也只是局限于几个病种。因此,家长不必掌握所有的穴位,只要重点了解自己关注的常见病和保健方法就能够满足需求;只要按照图片和文字的示范和讲解找准穴位,掌握正确的手法,就可以循序渐进、学以致用,让孩子少生病;即使生病了也可以少打针、少吃药,尽快恢复。小儿每周至少接受2次保健推拿,将大大降低小儿生病的概率,每天都做效果更好。

小儿推拿为儿童健康及保健提供了一种全新的自然、安全、简单、有效的方法，可以让家长在儿童未病、生病、治病等过程中不再茫然无措，可以借助小儿推拿有效帮助儿童强身健体、远离疾病、缩短病程，与健康相伴。可以说小儿推拿完全符合现代家长对儿童的健康需求。在目前中国滥用抗生素、儿童看病难、看病贵的社会背景下，更具有特殊的意义和价值。

二、用推即用药——小儿推拿的作用及特点

（一）小儿推拿的作用

小儿推拿的作用可以概括为：平衡阴阳、调和脏腑、疏通经络、行气活血、扶正祛邪。具体表现为：

1 提高小儿机体各项功能

穴位与经络的治疗功能，已被现代临床医学所证实。穴位即为经络上的最重要点，通过刺激穴位，就可以起到调整经络气血、阴阳平衡的作用。正气自然充足，正气存内，则邪不可干，也就是抵抗力增强，得病的机会相应减少。大量的临床实践证明，小儿推拿确有增强免疫功能的作用，还可以保证小儿气血充盈，饮食不偏，食欲旺盛、发育正常等。

2 缓解、解除小儿病痛

如果小儿有病，推拿小儿身体的某一部位，使其体内相应的脏腑产生相应的生理变化，从而达到治疗疾病的作用。小儿推拿治疗范围很广，可以对发热、感冒、咳嗽、哮喘、流涎、腹痛、腹泻、便秘、厌食、疳积（营养不良）、夜啼、遗尿、近视、小儿肌性斜颈等多种常见病有良好的治疗作用。

3 未病先防，提高小儿对疾病的抵抗力

小儿推拿对小儿强身防病的功能，主要体现在三个方面：

（1）未病先防：通过推拿，小儿气血调和、经络通畅、阴阳平衡、正气充足，因此可以起到不得病、少得病的功效。

（2）既病防变：小儿得病后传变较快，易发生危急状态，小儿推拿可以起到治疗疾病、防止传变以及发生危急病症的作用。

（3）病后防复发：病愈后的小儿推拿立足于扶助正气，强身健体，防止疾病复发。

（二）小儿推拿的主要特点

1 简单易学，方便易行

小儿推拿操作简单，易学易懂，只要按照要求，遵循它的规律，几次操作练习就可以掌握基本的方法。

小儿推拿是一种自然疗法，不需要任何器械、药品及医疗设备，只是依靠家长的双手在小儿体表部位施行手法，就可以达到防治疾病的目的。它不受医疗条件的限制，随时随地都可以实施。这样不仅应用方便，而且节省费用。

2 见效快、疗效高

临床证明，小儿推拿对小儿常见病、多发病都有较好的疗效。对许多慢性病、疑难病也有比较好的疗效。

3 安全稳当、不易反弹

只要对疾病诊断正确，依照小儿推拿的操作方法合理进行施治，一般不会出现危险或不安全问题。应用推拿疗法治疗疾病，不会出现反弹及并发症。

4 没有毒性及不良反应，利于疾病康复

推拿是一种单纯的手工理疗手法，治疗中避免了某些药物中的不良反应或毒性反应，同时也纠正了药物中因剂量不适而对患者身体所引起的不良反应或危害，是一种有利无害的治疗方法，完全符合当今医学界推崇的"无创伤医学"和"自然疗法"的要求。

5 治病去根，不易复发

慢性病复发的根本原因在于疾病所涉及脏腑或气血功能下降。推拿疗法根据中医基本理论，对于易反复发作的慢性病，都可以针对病因，通过手法施术，加强气血循环，恢复其脏腑功能，所以能达到治病去根的目的；对于急性病，本来其机体功能就没有多大损失，又加之推拿过程注意了功能的调治，更不会遗留病根；反复发作病症，可因人体体质的调补减少再发机会。对于身体虚弱者，不仅可以治愈已发疾病，同时也提高了免疫功能及健康体质。

6 小儿不受痛苦，易于接受

其他疗法小儿都要遭受痛苦，就是服药，小儿也难以接受，经常给疾病治疗带来麻烦；同时，常因小儿不能和医生配合而影响疗效。应用小儿推拿疗法，小儿不会有任何痛苦感，甚至感到是一种享受，能够消除小儿在疾病治疗过程中的恐惧心理。

7 预防保健，适于家庭

小儿推拿除了有良好的治疗效果外，还有非常好的保健功能。经常运用小儿保健推拿，可以增强小儿体质、提高小儿的抗病能力，非常适用于家庭。

不必再为孩子有病不会说而着急
——小儿疾病诊法要点

"用推即是用药，不明何可乱推"，小儿推拿与其他各科一样，都是在诊断明确的前提下实施手法治疗的。而对疾病的诊断，同样是在中医理论指导下，通过四诊八纲的方法，以及脏腑、经络、气血等理论进行辨证的。由于小儿有其生理、病理的特点，病情的反应有一定的特征，故诊法的运用，与成人不尽相同，而且婴幼儿不会言语，年龄偏大的小儿往往不能诉说病情，再加上小儿腕部短，三部不分，就诊时哭闹，影响脉象气息，给诊断造成困难。因此，历代医者都以望、闻为主，问、切为辅，综合其他证候，进行辨证论治。

一、望诊

望诊在儿科诊法中占重要地位，中医学认为体表与内脏有着密切联系。"有诸内，必形诸外"，小儿肌肤嫩薄，反应灵敏，脏腑病证每能反映到体表来，因此，可通过望诊以察脏腑的寒热虚实。

（一）望神色

望神色包括精神状态和面部气色。凡精神振作，目有光彩，表情活泼，面有笑容的，是健康的表现，即使有病，也多轻浅；若精神疲惫，两目无神，举动呆钝，皱眉苦脸的，为有病的表现。

面部色诊，总以润泽为佳，枯槁无华为不良。正常小儿面色红润而有光泽，为气血充沛，健康无病。若面呈白色，多为寒证、虚证；面色红赤，多为热证，午后颧红，为阳虚内热、久病伤阴之证；面呈黄色，多属有湿，乍白乍黄，多属脾虚疳积；面呈青色，多属寒、痛、瘀、惊风等病证；面呈黑色，多属寒、痛、中邪毒。

（二）望形态

望形态就是通过望小儿的形体和动态，以观察疾病的内在变化。望形体包括望头颅、毛发、胸廓、躯干、四肢、肌肤、爪甲等。凡发育正常，筋骨强健，肌肤丰润，毛发黑泽，为胎禀充足，形气壮实，是健康的表现。反之，若发育不正常，筋骨软弱，形瘦肌削，皮肤干枯，毛发萎黄，是先天肾气不足，或后天脾胃失调，为形体虚弱，多属病象。

望动态：正常小儿肢体活动自如，无痛苦貌。如喜俯卧，常为乳食内积，或有虫积；两手捧腹，呼叫不宁，多为急性腹痛；颈项强直，四肢拘急，甚则角弓反张，抽搐握拳，概属惊风等。

（三）审苗窍

苗窍是指目、鼻、口、舌、耳、前后二阴。苗窍与脏腑有着密切的联系，舌为心之苗；肝开窍于目；肺开窍于鼻；脾开窍于口；肾开窍于耳，并主前后二阴。如脏腑有病，往往能反映于苗窍，是儿科望诊中的重要组成部分。

1 察目

小儿黑睛圆大灵活，神采奕奕，是肝肾精血充沛的表现。白珠红赤，为感受风热，眼泪汪汪，多为重感冒或麻疹将出之象，白睛色黄，为脾经湿热，如兼见皮肤发黄，为黄疸，白珠淡青色，多为身体怯弱而肝风盛，目眦赤烂，多是大小肠湿热郁积，睡时露睛，多是脾虚，白膜遮睛，多是疳积攻目，上下眼睑浮肿,甚则目下如卧蚕,是水湿上泛,目睛转动呆滞,或见直视、斜视、上视等,多属惊痫动风。

2 察鼻

鼻塞流清涕,为风寒感冒,流浊涕为风热感冒,若长期流浊涕而气味臭哕,是肺经蕴热,是谓鼻渊。呼吸困难而鼻翼扇动,均为重症,发病初起为肺气闭郁,久病而且鼻煽,汗出而喘者,则是肺气虚竭证。鼻衄,多为肺火上炎,迫血妄行。

3 察唇口　唇口属脾,而口腔中齿龈、舌、咽喉、腮、腭等,都各有分属。

唇	唇色淡白,为脾胃血虚;唇色鲜红而深,有心脾郁热,深红而干焦是热甚伤津,环唇青色,主肝木乘脾,须防抽搐惊掣;唇红肿痛,是脾经火热上炽。
齿龈	齿龈属胃,齿龈红肿多属胃热上冲;牙龄逾期不出,多为先天肾气不足。
咽喉	咽喉为肺胃之门户,是呼吸、进食之要道。咽红发热,乳蛾肿大,为外感风热或肺胃之火上炎;咽痛微红,有灰白色假膜而不易擦去者,常为白喉之证;口腔舌部黏膜破溃糜烂,为脾胃积热上熏;腮颚及口舌满布白屑,随拭随生,称为鹅口疮;两颊黏膜有白色小点,周围红晕,为麻疹黏膜斑。
舌	小儿舌诊,与成人大致相同,择其特点,简述如下。 小儿舌体淡红、润泽,伸缩活动自如,以及初生儿舌红无苔和乳儿的乳白苔,均属正常现象。舌红苔黄垢腻如霉酱,为乳食积滞;舌苔局部剥蚀如地图样,时好时发,多属胃阴不足;另外,在诊察舌体时,尚须注意有无吐舌、弄舌、重舌、木舌等现象。

4 察前后二阴　前阴指生殖器、尿道口。男孩阴囊松弛不收，主肾气不足；阴囊连阴茎肿胀光亮，为水湿泛滥，已成肿病。女孩前阴赤红潮湿，属下焦湿热。

后阴指肛门，肛门红肿热痛，为大肠湿热；便后脱肛为中气虚陷；新生儿肛门连臀部红赤，湿痒流脂，为尿布湿疹。若大便干结带鲜血，且解时疼痛，多为肛裂。

（四）望二便

1 大便

正常小儿的大便色黄，干湿适中。若大便燥结如羊屎，数日一行，为肠热腑实，或热病伤阴，津液不足所致；大便稀薄，或色黄有完谷，多为伤食泄泻；下利清谷，滑泄不止，则为脾肾阳虚的虚寒泄泻；大便有红白粘冻，次数频频，里急后重，为湿热蕴阻大肠，多为痢疾。

2 小便

正常小便为淡黄色而清。小便黄赤，混浊，解时刺痛，为湿热下注；小便浑浊如米泔水，多为饮食失调，运化失职之证；小便色深黄，染衣不退，多属黄疸；小便清白量多，伴口渴大量饮水见于消渴证；小便清长量多，夜间遗尿，多为肾气虚损。

（五）察指纹

察指纹是对三岁以内小儿的一种诊法。指纹是指虎口至食指掌侧外线所显现的脉络，食指近掌侧虎口第一节为风关，第二节为气关，第三节为命关。正常指纹，颜色大部分是红中带黄，隐约而不显露风关之上。若发生疾病，则指纹的隐显、色泽、部位，多随之而引起变化，如能掌握其规律，有助于诊断。

看指纹的方法　在向光处，医者以左手两手指执患儿食指尖端，另以右手拇指从命关轻轻向风关推按，使指纹浮露，便于察看。

1 **浮沉分表里**　指纹浮而显现为病邪在表；沉而隐约多为邪已入里。

2 **红紫辨寒热**　纹色鲜红而纹体浮露，为风寒发热表证；深红多为热邪内郁；淡红多属虚寒，色青紫多主痛、主惊、主抽搐。

3 **淡滞定虚实**　凡见指纹色淡，不论新病久病，均属虚证；指纹郁滞，推之不畅，多因痰湿、食滞、邪热郁结，病邪稽留，阻遏营卫，均属实证。

4 **三关测轻重**　指纹现于风关，为病邪初侵，证尚轻浅；见于气关，为邪已深入，病势正旺；若从风关、气关透达命关或直透指端爪甲，即所谓"透关射甲"，病多危重。

二、闻诊

闻诊是医者运用听觉和嗅觉以诊察病证，如听小儿的啼哭、语言、呼吸、咳嗽等声音，以及嗅小儿的口气、大小便等以辨别疾病的性质。

（一）啼哭声

健康婴幼儿哭声洪亮，并有泪液。若哭声尖锐，忽急忽缓，时作时止，多为腹痛；啼哭声哑，拒绝咽食或呼吸不利，多属咽喉肿痛，或兼痰涎壅阻所致，小儿哭声，在病时洪大的多属实证，微弱的多为虚证。

（二）语言声

已会讲话的小儿，语言清晰响亮为正常。语声低弱无力多为病重气虚的表现；高声尖呼，多由剧烈疼痛所致；谵语狂言，多为湿热化火入营；突然声哑，多由风热痰火郁闭所致。

(三) 呼吸声

呼吸以平顺调畅为正常。若呼吸气粗，喘息鼻煽，痰鸣如锯，为肺气闭郁，风痰上壅之象；若抬肩喘息，气促声嘶，烦躁不宁，面色青暗，为"马脾风"危候；呼吸微弱无力，概属虚证。

(四) 咳嗽声

咳嗽稀疏，咳声畅利，神色如常，为外邪犯肺之轻证；咳声欠爽，痰涎清稀、鼻塞流清涕，为外感风寒，咳而气粗声重，痰稠色黄，多属肺热；咳声嘶哑，声声如破竹，喉鸣气促，为喉痹肺闭之重证。久咳声哑，干涩无痰，为肺燥阴虚，咳呈阵发，连声不断，气逆上冲，并有鸡鸣样回声，或继以呕吐，多顿咳。

(五) 嗅气味

小儿口气臭秽，或见疳疮龈腐，多是肺胃积热；嗳气酸腐，大便酸臭，为伤食伤乳之证。大便臭秽不堪，是大肠积热，便稀腥臊，是脾虚不运；下利清谷，不臭而腥，为脾肾虚寒。小便黄赤臊秽，是三焦蕴热，清长少臭，是肾虚寒；混浊而带腥臭，是膀胱湿热。

三、问诊

儿科问诊，主要是向亲属或保育人员了解患儿的病情和有关病史，对较大儿童也可以直接询问，作为补充。儿科问诊与成人基本相似，现简述如下：

(一) 问寒热

授乳时感觉乳几口舌气热，头、身、皮肤灼热，便是发热之证；小儿依偎母怀，蜷缩就暖的，则为恶寒怕冷之象；寒热起伏，定时而作，往来不已者，可能为疟疾；若头身四肢俱热，而神志昏沉，为热邪炽盛，如在夏令，久热不退，口渴神烦，无汗多尿者，多为小儿夏季热；午后或傍晚低热，手足心热，多属阴虚内热，掌心独热或脘腹灼热，多属脾胃食滞，蕴积发热。

（二）问汗

小儿由于生机蓬勃，肌肤嫩薄，腠理不固，故较成人容易出汗，一般不属病态。若汗出较多，稍动即出，称为"自汗"，多属气虚卫弱之象；寐后出汗，甚则衣襟皆湿，称之"盗汗"，多为阴虚内热之象，若在病中，突然汗出如珠，肢端不温，为之阳虚脱之危象。

（三）问头身

小儿啼哭摇头，或发热而喜伏睡，多属头痛；伸屈不宁而呻吟者，多为肢体疼痛；角弓反张，颈项强直，多为惊风等。

（四）问二便

新生儿，大便较稀软，次数较多，属正常状态。问二便情况，当结合望诊，才能正确判断病情，故应参阅"望二便"一段。

（五）问饮食

按时饮食，食量正常，是健康之征。若胃呆少纳，腹部胀满，嗳气吞酸，甚至兼有吐泻，则为伤于乳食、食滞内停之证；若能食便溏，完谷不化，形体干瘦，或兼嗜食异物，则为疳积伤脾，胃强脾弱之证；若长期胃纳不佳，形神委顿，主脾胃虚弱。

（六）问胸腹

对较大儿童问胸腹之疾苦，具有一定的诊断意义。如胸部刺痛，伴咳嗽发热，为温邪犯肺。脘腹饱胀，多为伤食积滞；腹痛泄泻，多为脾不健运；若腹痛绕脐，阵发阵止，或有吐出蛔虫，便出蛔虫，则属虫积腹痛。

（七）问睡眠

小儿不论有病无病，以能安静睡眠为佳。夜间烦躁，睡中惊叫，多受惊恐，或为邪热内蕴所致；睡中磨齿，多是虫积郁热；困倦思睡，呼之则醒，神志尚清者，谓之嗜睡，多由湿邪内困所致；沉睡困乏，呼之不醒，对强烈刺激，尚有一定反应者，谓之沉睡，多属痰迷心窍之证。

（八）问其他

除上述的内容外，对小儿病前的健康状况，本次的发病经过，治疗过程，以往患过何种疾病，接受过何种预防，有无传染病史等等，均应详细询问，以助诊断。

四、切诊

切诊包括切脉和按诊两大部分。

（一）切脉

小儿寸脉部位较小，不能容三指以候寸、关、尺，故采用一指定三部的方法。

小儿病脉，主要有浮、沉、迟、数和有力、无力六种为主。轻按即得为浮脉，主表证，浮而有力为表实，浮而无力为表虚。重按才得为沉脉，主里证，沉而有力为里实，沉而无力为里虚。脉来一息，五次以下为迟脉，主寒证，迟而有力为寒实，迟而无力为虚寒，脉来一息，六、七次以上，多为数脉，主热证，数而有力为实热，数而无力为虚热。

此外，还有几种脉象，在儿科临床上也常遇到，如弦脉，多见于腹痛、惊风。滑脉，多见于痰热壅盛，或食积内停。濡脉，多见于气血不足，或湿邪致病。

（二）按诊

按诊，就是医者用手触摸和按压患儿的皮肤、头、胸、腹、背、胁、四肢等部，以诊察病证的一种方法。

1　皮肤　肤冷汗多为阳虚、卫阳不固；皮肤灼热无汗，为表邪郁闭；皮肤水肿，按之凹陷不起，多为虚证；按之凹陷即起，多为实证；皮肤干燥松弛，多为气液耗损。

2　头、颈部　婴儿在十八个月内，颅囟未合，按之柔软，略为低凹的为正常现象。若前囟逾期不闭，为肾气不足，不能充髓，多为小儿弱证；凹陷如坑，称为凹陷，起于吐泻之后者，则由津亏液脱所致；若囟门高凸，称为囟填，并有高热神昏者，属火热上冲，头颈软弱不能抬举，为肾精不充，元阳不振；颈部两侧有肿物如杏粒，按之微痛的，多属痰核；如连珠成串，推之能移的，则为瘰疬。

3　胸背部　胸部以两侧对称，不高不陷，按之不痛，叩之声音清亮为正常。前胸高凸，为"鸡胸"；脊背后凸为"龟背"；胸高气促，按之灼热，多属肺热痰鸣；一侧胸满，呼吸引痛，或一处肿硬，疼痛拒按，则多悬饮、结胸、流痰之类。

4　胁腹部　腹部以柔软湿和，按之不胀不痛为正常。腹痛喜按、喜暖、按之痛减，为虚证、寒证；腹部胀硬，疼痛拒按，按之灼热，为实证，热证；腹胀满，中空如鼓，多是气胀；腹皮光亮，如囊裹水，多是水湿停滞。左胁下触及痞块，多属脾脏病；右胁下触及痞块，多属肝脏肿大。小腹胀痛拒按，小便不通，多属膀胱气化不利。

5　四肢　四肢厥冷，为阳气虚衰，或深厥之兆，如指头冷，而身灼热，多为外感初起，表邪郁闭之象；四肢拘急，为惊风之征；一侧或两侧肢体瘦削，软瘫无力，多属小儿麻痹证。

用您的双手给孩子治病
——小儿推拿手法

一、小儿推拿基本手法

推法、直推法

（一）推法

　　用拇指桡侧或指腹，或食、中指指腹在一定部位或穴位上，沿一定方向推动，称推法。推法分直推法、旋推法、分推法、合推法四种。

　　直推法：以拇指桡侧或指面，或食中二指指面在穴位上作直线推动。

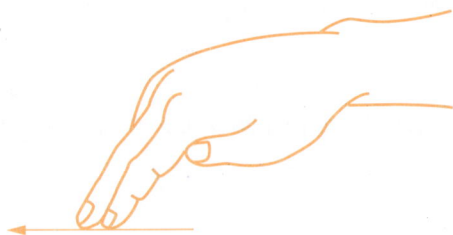

拇指直推法　　　　　　　　　　食中指直推法

旋推法: 以拇指指面在穴位上作顺时针方向的旋转推动。

分推法、合推法: 用两手拇指桡侧或指面,或食中二指指面自穴位向两旁分向推动,或作"∧"形推动称分推法,又称分法。如从穴位两端向中间推动,称合推法,又称合法。

【要求】用力柔和,平稳均匀,每分钟200~300次。

【作用】补虚泻实,消积导滞,健脾和胃。

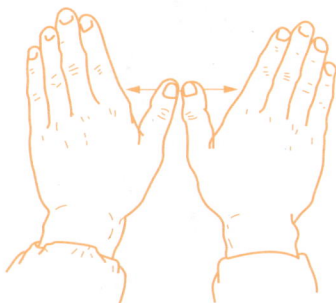

旋推法

分推法

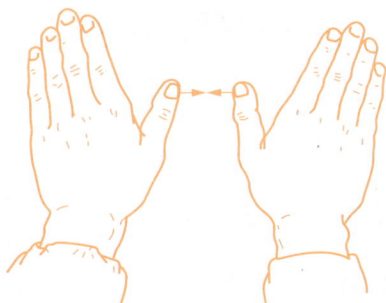
合推法

（二）揉法

用拇指指腹或中指指端、小鱼际、掌根、吸定于一定的部位或穴位上作回旋揉动,并带动该处皮下组织一起揉动,称揉法。分指揉(拇指揉、中指揉、三指揉)鱼际揉、掌根揉三种。

【要求】用力均匀、缓和而吸定,每分钟100~200次。

【作用】健脾和胃,消积导滞。

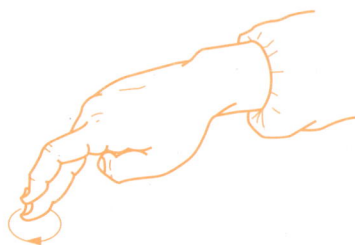

中指揉法   两指揉法   三指揉法

（三）按法

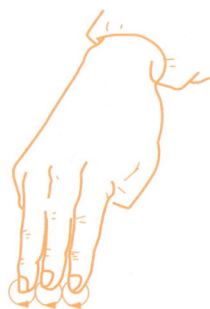

按法

用拇指指腹或掌根在一定的部位或穴位上,逐渐用力按压且按而留之,称按法。分指按、掌按两种。

【要求】缓缓用力,稳而持续。

【作用】镇静安神,疏经活络。

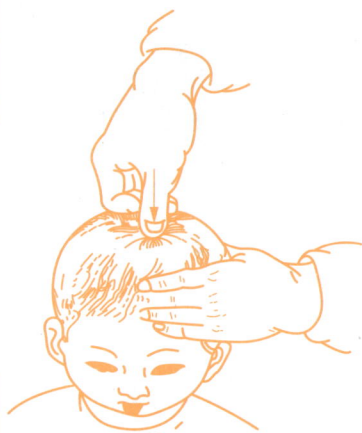

拇指按法

（四）摩法

摩法

用食、中、无名指指面或手掌附着于一定部位或穴位上,以腕关节连同前臂作环形抚摸运动,称摩法。分指摩,掌摩两种。

【要求】手法轻柔,速度均匀,用力温和而浅,仅达皮下,不带动深层组织,每分钟100～150次。

【作用】宽胸理气,健脾和胃,消积导滞。

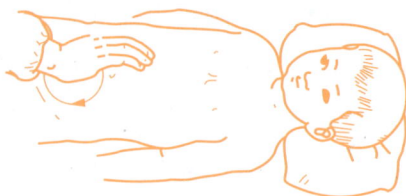

摩法

（五）掐法

用拇指指甲重刺穴位，称掐法。

【要求】逐渐用力，不能掐破皮肤，且掐后轻揉局部以缓解不适，每次掐3~5次。

【作用】醒神开窍。

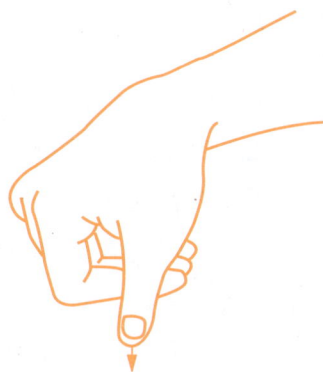

掐法

（六）捏法

用拇指和食、中、无名指对称用力、捏住一定部位，将皮肉捏起，做连续辗转挤捏，称捏法。

【要求】用力适当，不可拧转。

【作用】行气活血，疏通经络。

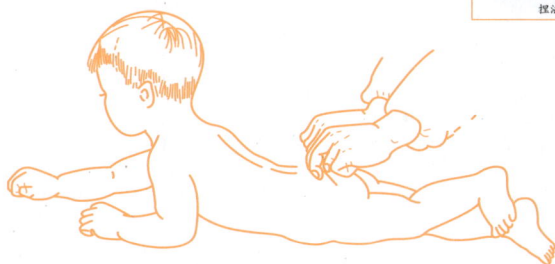

a. 三指捏背

b. 二指捏背

捏法

（七）运法

用拇指或中指指端在一定穴位上，作弧形或环形移动，称运法。

【要求】宜轻不宜重，宜缓不宜急，在体表旋绕摩擦推动，不带动深层肌肉组织。每分钟80~120次。

【作用】调和气血，疏通经络。

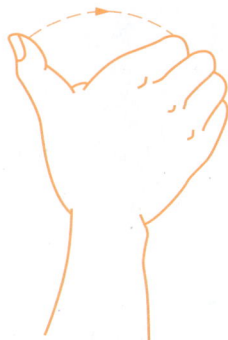

运法

（八）拿法

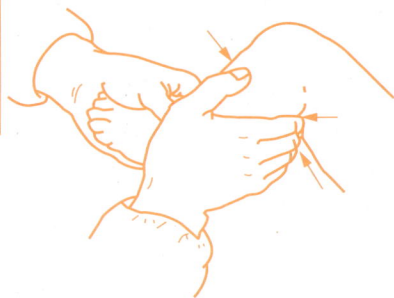

用拇指和食、中二指，或用拇指与其余四指相对用力提捏一定的穴位和筋腱，进行一紧一松的捏提，称拿法。

【要求】刚柔结合，用力由轻到重，每一部位或穴位只拿1~3次。

【作用】开窍止痛，祛风散寒，舒筋通络。

拿法

（九）抹法

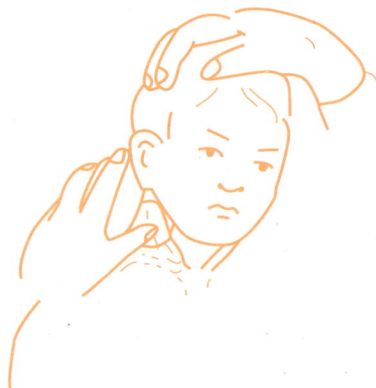

用双手或单手拇指螺纹面或手掌面着力，轻按于治疗部位，沿直线轻轻地做单向摩擦移动的手法，称为抹法。又可分为指抹法和掌抹法。

【要求】操作时拇指螺纹面或手掌面紧贴体表；力度可轻可重，一般重抹较慢，轻抹则稍快；为防止擦破皮肤，施术时可配合使用滑石粉等介质。每分钟60~120次。

【作用】开窍醒神、疏风明目，舒筋通络、行气活血。

抹法

（十）捣法

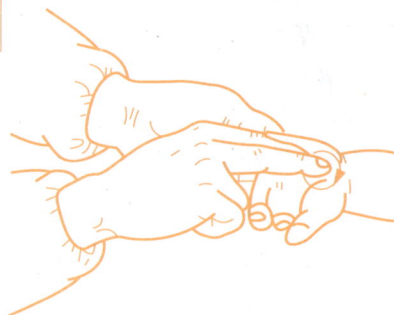

以中指指端，或食、中指屈曲的指间关节背侧着力，作有节奏的叩击穴位的方法，称为捣法。实为"指击法"或"叩点法"。

【要求】捣击时取穴要准确，发力要稳，而且要有弹性。

【作用】镇静安神，舒筋通络。

捣法

（十一）擦法

以手在患儿体表作直线往返摩擦运动,称为擦法。分为掌擦法、大鱼际擦法(也称鱼际擦法),小鱼际擦法(也称侧擦法),指擦法等。

【要求】擦至小儿皮肤局部微红为度,不可擦破皮肤。

【作用】温经散寒,活血通络。

擦法

（十二）搓法

以双手掌侧作对称性夹持或托抱住或平压住患儿肢体的一定部位,交替或同时相对用力作方向相反的来回快速搓揉,并在原部位或同时作上下往返移动,称为搓法。

【要求】操作时,用力要对称而均匀,柔和而适中;搓动要快,移动要慢,灵活而连续,切忌用生硬粗暴蛮力,以免搓伤皮肤与筋脉。

【作用】疏肝理气,舒筋通络。

搓法

二、小儿推拿复式手法

复式操作法是小儿推拿疗法中的一种特定的操作方法,是用一种或几种手法,在一个或几个穴位上进行的特定的操作。复式操作法在小儿推拿著作中,有的同名异法,有的同法异名。

（一）黄蜂入洞

【位置】两鼻孔。

【操作】医者用食、中二指指端在患儿两鼻孔作揉法，揉20～30次。

【临床应用】黄蜂入洞能宣肺、通鼻息、发汗解表，常用于外感风寒、发热无汗及鼻塞不通等症的治疗。

黄蜂入洞

（二）猿猴摘果

【位置】两耳尖及两耳垂。

【操作】医者用两手食、中二指夹住患儿两耳尖向上提10～20次。再捏两耳垂向下拉10～20次，如猿猴摘果状。

【临床应用】猿猴摘果既除寒又祛热，常用于治疗寒热往来、疟疾、寒痰、食积等症。

（三）苍龙摆尾

【位置】手及肘部。

【操作】医者用左手托患儿肘部，右手拿食、中、无名指，左右摇动如摆尾状，摇20～30次。

【临床应用】苍龙摆尾能开胸理气，退热除烦，常用于治疗发热，躁动不安等症。

猿猴摘果

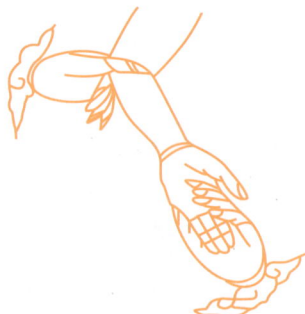

《推拿广意》苍龙摆尾图

（四）凤凰展翅

【位置】手背部。

【操作】医者用两手食、中二指，固定患儿腕部，同时拇指掐患儿精宁、威灵二穴，并上下摇动如凤凰展翅状，摇20～30次。

【临床应用】凤凰展翅能宣通气机、祛寒解表，用于治疗因风寒困扰而致的呃逆等症。

凤凰展翅法

（五）二龙戏珠

【位置】前臂正面。

【操作】医者用左手持患儿右手，使掌心向上，前臂伸直，右手食、中二指自患儿总筋处，以指端交互向前按之，直至曲池，按20～30遍。

【临床应用】二龙戏珠性温和，能调阴阳，既能通阳散寒，又能退热镇惊，用于治疗四肢抽搐，惊厥等症。

二龙戏珠法

（六）赤凤点头

【位置】手中指及肘部。

【操作】医者用左手托患儿肘部，右手捏患儿中指上下摇动，如赤凤点头状，摇20～30次。

【临床应用】赤凤点头能通关顺气、补心宁心、消膨胀、定喘息，常用于治疗心悸、失眠、口疮、喘息等症。

赤凤点头法

（七）水底捞明月

【位置】手掌。

【操作】医者用左手握患儿四指，以右手食、中指固定大拇指，然后用拇指自患儿小指头推运至小天心，再转入内劳宫，推30～50遍。

【临床应用】水底捞月为清热大法，能清热凉血、宁心除烦，对一切高热神昏、烦躁不安、邪入营血之症，疗效尤佳。

水底捞明月

（八）打马过天河

【位置】掌心至洪池穴。

【操作】医者先用右手中指推运内劳宫，然后用食、中二指顶端自总筋处，交替弹打至洪池(仰掌，肘部微屈，肘横纹上，当肱二头肌肌腱尺侧处为洪池穴)，打10～20遍。

【临床应用】打马过天河能通经络、退热，用于治疗高热、神昏谵语、上肢麻木抽搐等实热证。

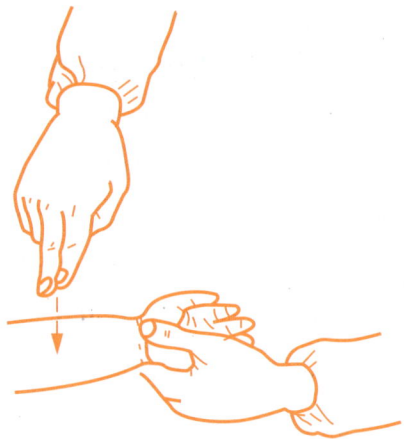

打马过天河

（九）飞经走气

【位置】曲池穴至手指端。

【操作】医者先用一手拿住患儿四指不动，再以另手食指，自曲池穴起往下按之，跳之，至总筋处数次，然后将手拿住患儿阴池、阳池二穴，另手将患儿四指上下屈伸，连续20～50次。

【临床应用】飞经走气能行一身之气，清肺化痰，常用于治疗气喘、痰鸣等症。

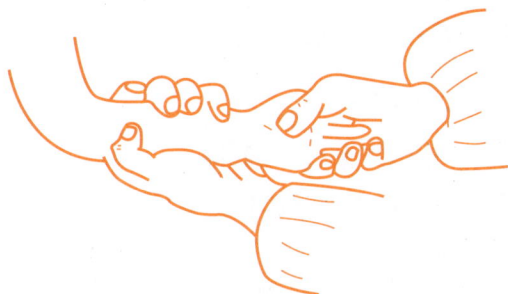

飞经走气法

（十）按弦走搓摩

【位置】两胁。

【操作】医者用两掌自患儿两胁搓摩至肚角处，搓摩50～100次。

【临床应用】按弦走搓摩能理气消滞，常用于治疗积痰引起的胸闷，咳嗽、痰喘气急、积聚等症。

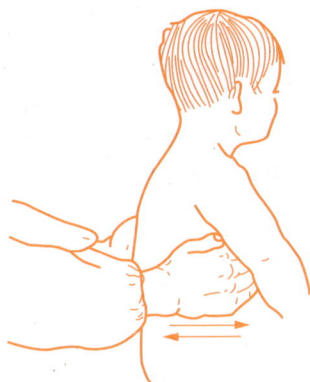

按弦走搓摩

（十一）揉脐及龟尾并擦七节骨

【位置】神阙穴、龟尾穴、七节骨穴。

【操作】先令患儿仰卧，医者一手揉脐(神阙穴)，另一手揉龟尾，揉毕，再令患儿俯卧，自龟尾推至七节骨处为补法，反之为泻法。

【临床应用】本法用补能健脾止泻，用于治疗腹泻；用泻法能泻热通便，治疗便秘。

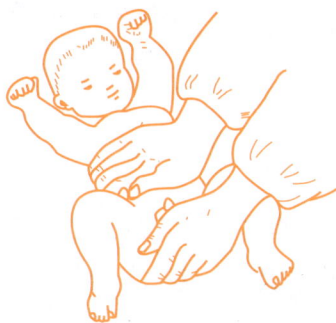

补

泻

揉脐及龟尾并擦七节骨

（十二）按摇肩井法（总收法）

【位置】手的食指、无名指和肩部。

【操作】医者一手中指按患儿一侧肩井穴，另一手紧拿患儿食指、无名指，使其上肢伸直并摇之，摇20～30次。

【临床应用】按摇肩井法能通一身之气血，为结束手法，一般治疗完毕都用此法，又称总收法。

按摇肩井法（总收法）

上天赐予小儿特有的灵丹妙药
——小儿特定穴

　　小儿推拿除运用十四经穴及经外奇穴外，还有许多特定的穴位。这些穴位分布在全身各部，尤以两掌为多。穴位的形状不仅有"点"，而且还有"线"和"面"，详见下3页图。

百会

囟门

天门

坎宫　眉心　坎宫
太阳　　山根　　太阳
　　迎香　延年　迎香
耳门　　准头　　耳门
　　　人中
牙关　　　　牙关
　　承浆

桥弓　　桥弓
天突

乳旁　　　　乳旁
膻中
乳根　　　乳根

腹阴阳　　腹阴阳
中脘

天枢　脐　天枢
肚角　丹田　肚角

四缝　　　　　箕　　箕　　　　四缝纹
　　　　　　　门　　门　　　　（四缝）

百虫　　百虫

膝眼　　膝眼
足三里　足三里
前承山　前承山
三阴交　　三阴交
解溪　　解溪
大敦　　大敦

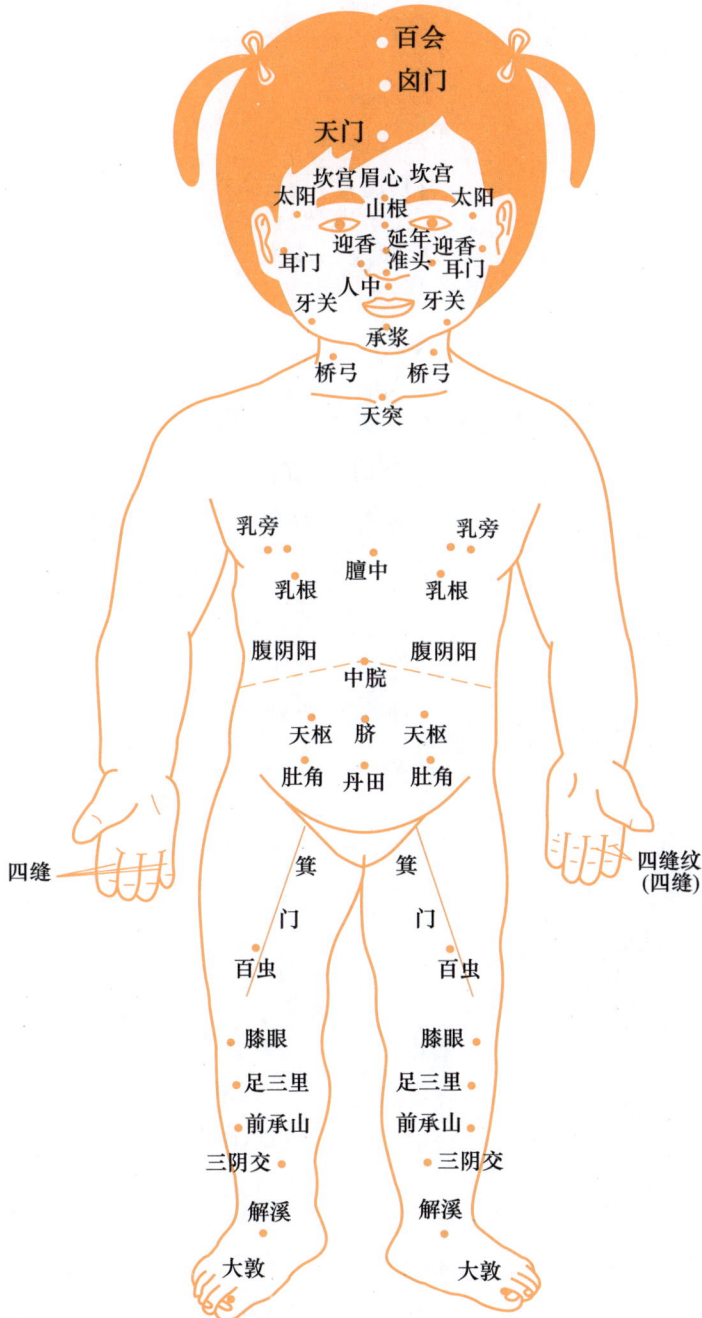

小儿推拿穴位（正面）

耳后高骨　耳后高骨

风池　风池

天柱骨

大椎

肩井　肩井

风门　风门

肺俞　肺俞

脊柱

脾俞　脾俞

肾俞　肾俞

腰俞　腰俞

七节骨

龟尾

十宣(十王)　　十宣(十王)

委中　委中

三隆　三隆

涌泉

后承山　后承山

昆仑　昆仑

仆参　仆参

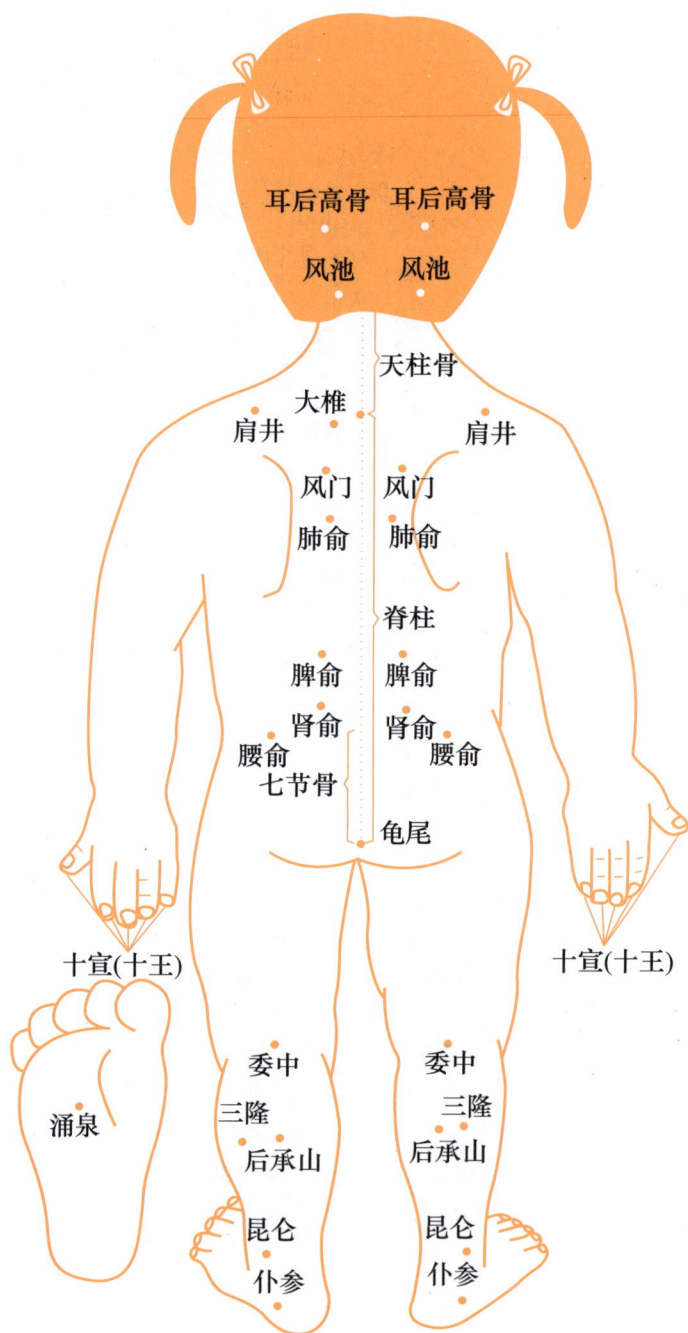

小儿推拿穴位（背面）

肝经　心经　肺经

大肠　　　　　　　肾顶

脾经　　　　　　　肾经　肾纹

胃经　　　　　　　小肠

内劳宫　　　　　　小横纹

　　　　　　　　　掌小横纹

内　八　卦　　　运

土　　　　　水　水　小天心

板门　运　入　　　入　阴池

阳池　土　　　　　

总筋

三关　　　天　河

　　　　　水

六腑

洪池

胠肘

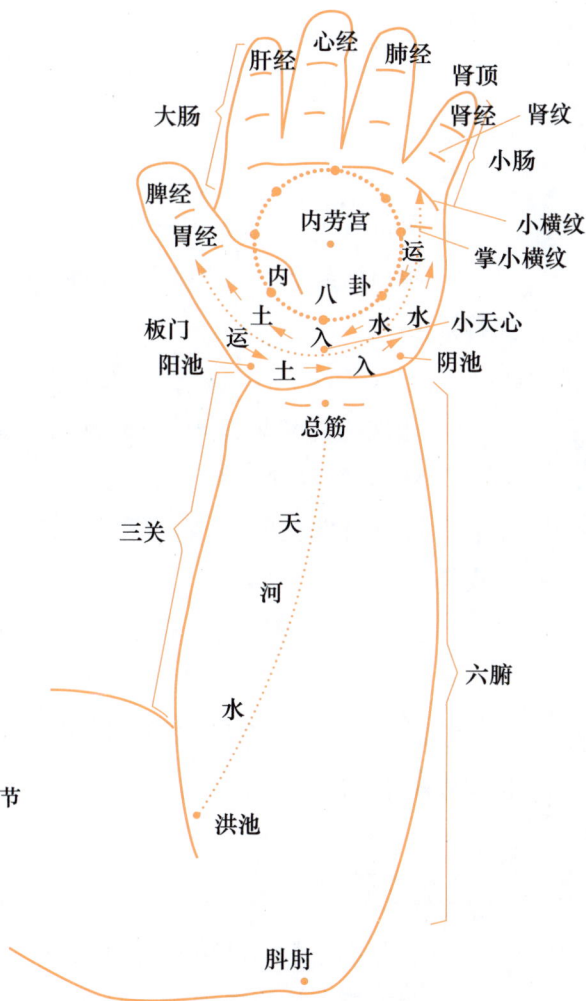

小儿上肢推拿穴位（正面）

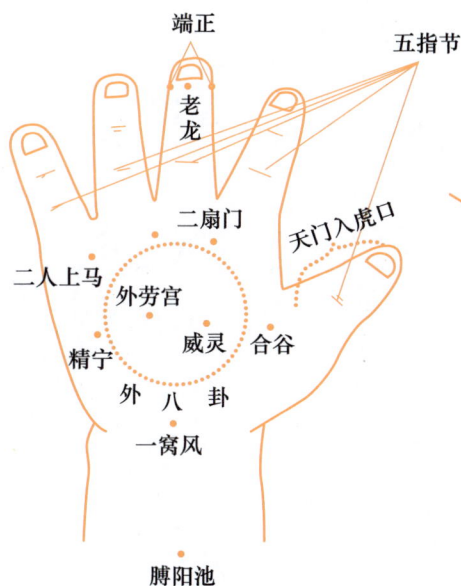

端正　　　　　　五指节

老龙

二扇门　　天门入虎口

二人上马

外劳宫

精宁　威灵　合谷

外　八　卦

一窝风

膊阳池

小儿上肢推拿穴位（背面）

一、头面部穴位

① 天门

【位置】两眉中点至前发际成一直线。

【操作】两拇指自下而上交替直推,称推攒竹,又称开天门。

【次数】30~50次。

【功用】开天门能疏风解表、开窍醒脑、镇静安神,外感内伤均宜。

【配伍治病】感冒发热、头痛、精神萎靡、惊惕不安等。

外感发热、头痛等症:多与推太阳、推坎宫等合用。

惊惕不安、烦躁不宁:多与清肝经、按揉百会等配伍应用。

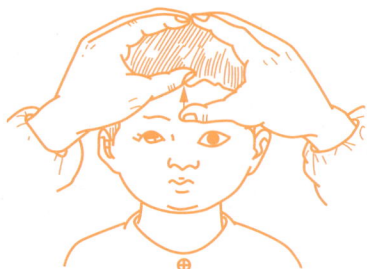

开天门

② 坎宫

【位置】眉心至眉梢成一横线。

【操作】两拇指自眉心向两侧眉梢分推,称推坎宫,亦称分头阴阳。

【次数】30~50次。

【功用】推坎宫能疏风解表、醒脑明目、止头痛。

【配伍治病】感冒、发热、头痛、惊风、目赤痛等。

外感发热、头痛:多与开天门,揉太阳等合用。

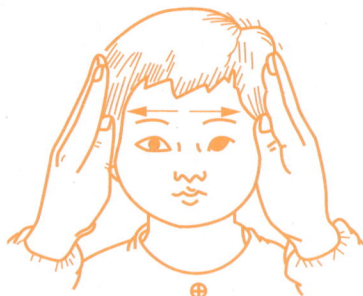

推坎宫

目赤痛：多与清肝经、揉小天心、清天河水等合用。

③ 太阳

【位置】眉梢与外眼角中点，向后约1寸凹陷处。

【操作】两拇指桡侧自前向后直推，称推太阳；用中指端揉或运，称揉太阳或运太阳。向眼方向揉运为补，向耳方向揉运为泻。

【次数】30~50次。

【功用】推太阳主要用于外感发热；揉运太阳能疏风解表、清热明目、止头痛。

【配伍治病】感冒，发热，头痛，目赤痛等。

感冒、发热、头痛：多与开天门、推坎宫等合用。

目赤肿痛：多与清肝经配合使用。

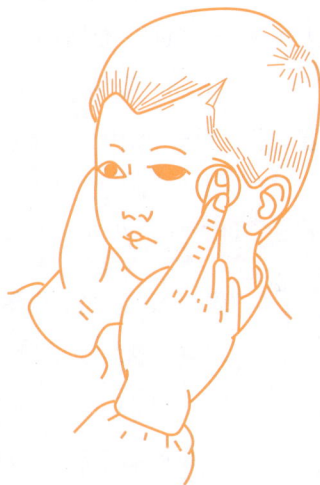

揉太阳

④ 山根

【位置】印堂之下，两目内眦之间。

【操作】用拇指指甲掐，称掐山根。

【次数】3~5次。

【功用】掐山根有开窍醒脑、安神的作用。本穴除用于治疗疾病外，还可以协助诊断，如山根色青为惊为痛等。

【配伍治病】惊风昏迷、抽搐等症：多与掐人中、掐十宣等合用。

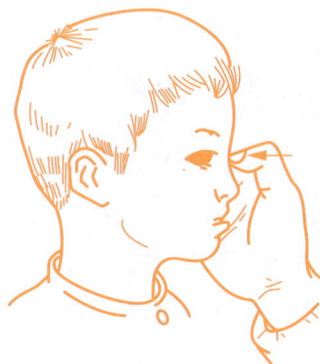

掐山根

5 人中

【位置】人中沟上1/3与中1/3交界处。

【操作】用拇指指甲掐,称掐人中。

【次数】3~5次,或醒即止。

【功用】掐人中能醒神开窍,主要用于急救,对人事不省、惊厥、抽搐掐之有效。

【配伍治病】惊风、抽搐、昏厥、唇动:多与掐十宣、掐山根等合用。

掐人中

6 迎香

【位置】鼻翼旁0.5寸,鼻唇沟中。

【操作】用食、中二指按揉,称揉迎香。

【次数】按3~5次,揉20~30次。

【功用】揉迎香能宣肺气、通鼻窍。

【配伍治病】鼻塞流涕,口眼歪斜。

鼻塞流涕:常与开天门、推坎宫、揉太阳、清肺经等合用。

口眼歪斜:常与人中等合用。

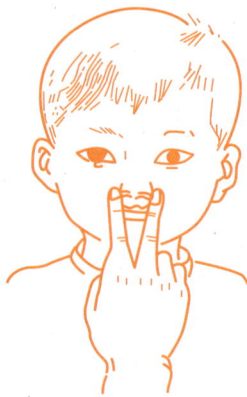

揉迎香

7 囟门

【位置】前发际正中上2寸,百会前凹陷中。

【操作】两手四指扶患儿头部,两拇指自前发际向该穴交替推之(囟门未合者,仅推至边缘),称推囟门;拇指端轻揉本穴,称揉囟门。

【次数】50~100次。

【功用】镇静安神、通窍。

【配伍治病】头痛、惊风、鼻塞、衄血、神昏烦躁

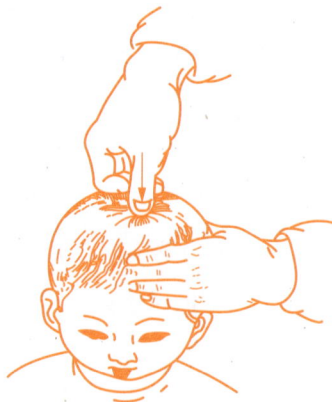

揉囟门

等。正常前囟在 12～18 个月之间闭合，故操作时需注意，不可用力按压。

🄸 百会

【位置】头顶正中线与两耳尖连线之交点。

【操作】用指端或掌心按揉，称按揉百会。

【次数】30～50次。

【功用】百会为诸阳之会，按揉本穴能镇静安神、升阳举陷。

【配伍治病】头痛、惊风、目眩、惊痛、脱肛、遗尿、慢性腹泻等。

按揉百会

🄹 桥弓

【位置】颈部两侧沿胸锁乳突肌成一线。

【操作】用拇指或食、中、环三指揉、或用拇、食两指提拿，或用拇指抹。

【次数】揉 50～100次，提拿 3～5次，抹 3～5分钟。

【功用】舒筋活血、解痉止痛。

【配伍治病】主要用于治疗小儿肌性斜颈、项强等症。

拿桥弓

🄺 耳后高骨

【位置】耳后入发际，乳突后缘高骨下凹陷中。

【操作】用两拇指或中指端按揉，按揉耳后高骨。

【次数】30～50次。

【功用】疏风解表，安神除烦。

【配伍治病】感冒、头痛、惊风、烦躁不安。

　　感冒：多与开天门、推坎宫、推太阳等合用。

　　惊风、烦躁不安：多与掐人中、揉总筋等合用。

按揉耳后高骨

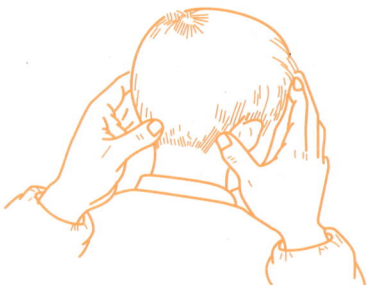

11 风池

【位置】颈后枕骨下，胸锁乳突肌与斜方肌三角凹陷中。

【操作】用拇指、食指按揉或用拿法。

【次数】5～10次。

【功用】发汗解表、祛风散寒。

【配伍治病】感冒、发热、头痛、颈项强痛。

　　感冒、发热：拿风池发汗效果较佳，配合掐揉二扇门，则发汗解表力更强。

按揉风池

12 天柱骨

【位置】颈后发际正中至大椎穴成一直线。

【操作】用拇指或食、中两指，自上向下直推，称推天柱骨。亦可用汤匙边蘸水自上向下刮，称刮天柱骨。

【次数】推100～500次；刮至皮下轻度瘀血即可。

【功用】降逆止呕、祛风散寒。

【配伍治病】发热，呕吐，颈项痛。

　　呕恶：多与横纹推向板门、揉

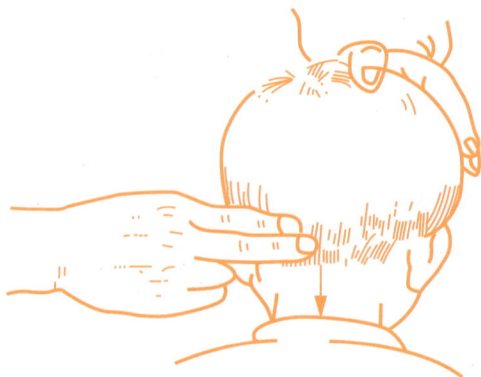

推天柱骨

中脘等合用,单用本法亦有效,但次数宜多。

外感发热、颈项强痛:多与拿风池、掐揉二扇门等同用。

用刮法亦可治暑热发痧症。

二、胸腹部穴位

1 天突

【位置】在胸骨切迹上缘,凹陷正中,属任脉。

【操作】①按揉天突,用中指指端按或揉,称按天突或揉天突,或先按继而揉之称按揉天突。②点天突,以食指或中指指端微屈,向下用力点之。③捏挤天突,用两手拇、食指捏挤天突穴。

【次数】按揉30次;点3~5次;捏挤至皮下瘀血呈红紫色为止。

【功用】宽胸、理气化痰、降逆止呕。

【配伍治病】痰壅气急,咳喘胸闷,咳痰不爽,恶心呕吐,咽痛等。

由气机不利,痰涎壅盛或胃气上逆所致之痰喘、呕吐:用按揉,点或捏挤法有效;若配推揉膻中、揉中脘、运八卦、清胃经等法则效果更佳。

由中暑引起的恶心、呕吐、头晕等症:捏挤本穴,常配合捏挤大椎、膻中、曲池等穴;若用中指指端屈曲向下,向里抠,动作宜快,可使之吐。

按揉天突

② 乳旁

【位置】乳头外侧旁开0.2寸。

【操作】医者以两手四指扶患儿之两胁,再以两
拇指于穴位上揉之,称为揉乳旁。

【次数】揉50～100次。

【功用】理气、化痰、止咳。

【配伍治病】咳嗽、痰鸣、呕吐。

　　咳嗽、痰鸣:揉乳旁配合揉乳根,能加强
理气化痰止嗽的作用,方法为以中指和食指同
时按于两穴上揉之。

　　呕吐:可配合横纹推向板门、清胃经等。

按揉乳旁

③ 乳根

【位置】乳头直下0.2寸,平第五肋间隙。

【操作】医者用两手食指或中指端揉,称揉乳根。

【次数】揉50～100次。

【功用】宣肺理气、化痰止咳。

【配伍治病】咳喘、胸闷、痰鸣等:常与揉乳旁、
推揉膻中等合用。

按揉乳根

④ 膻中

【位置】在胸骨上,平第四肋间隙处,相当于两
乳头连线之中点,属任脉。

【操作】医者用中指指端揉,称揉膻中;两手
拇指自穴中向两旁分推至乳头,称分推膻中;
用食指、中指自胸骨切迹向下推至剑突,称
推膻中。

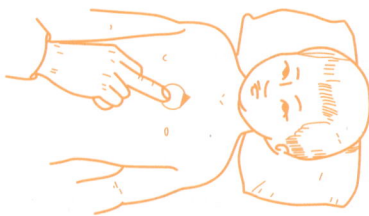

揉膻中

【次数】100～300次。

【功用】膻中穴为气之会穴，居胸中，胸背属肺，推揉之能宽胸理气，止咳化痰。

【配伍治病】胸闷，喉鸣，气喘，咳嗽，恶心，呕吐，呃逆，嗳气。

呕吐、呃逆、嗳气：常与运内八卦、横纹推向板门，分推腹阴阳等合用。

喘咳：常与推肺经、揉肺俞等合用。

痰吐不利：常与揉天突、按弦走搓摩、按揉丰隆等合用。

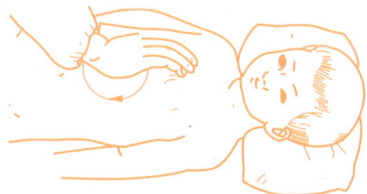

分推膻中

5 中脘

【位置】脐上4寸，胸骨下端剑突至脐连线的中点，属任脉。又指中脘部。

【操作】用掌根或拇指、食指、中指指端按揉，称揉中脘；用掌心或四指摩，称摩中脘；自中脘向上直推至喉下或自喉往下推至中脘，称推中脘，又称推胃脘。

【次数】揉或推100～300次，摩5分钟。

【功用】健脾和胃、消食和中，化滞。

【配伍治病】胃脘痛，腹痛，腹胀，食积，呕吐，泄泻，食欲不振，嗳气等。

泄泻、呕吐、腹胀、腹痛、食欲不振等：揉、摩中脘能健脾和胃，消食和中，多与按揉足三里、推脾经等合用。

胃气上逆，嗳气呕恶：推胃脘自上而下。自下向上有使儿吐的记载，临床少用。

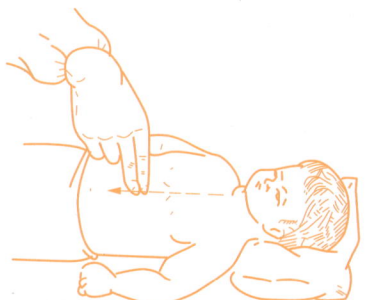

揉中脘

推中脘

6 腹

【位置】在腹部。

【操作】患儿取仰卧或坐位，医者用两拇指指端沿肋弓角边缘或自中脘至脐，向两旁分推，称分推腹阴阳；用掌面或四指摩之，称摩腹。逆时针摩为补，顺时针摩为泻，往返摩之为平补平泻。

【次数】分推100～300次；摩5分钟。

【功用】消食化滞、降逆止呕、健脾止泻、通便。

【配伍治病】腹痛、腹胀、食积、消化不良、恶心、呕吐、厌食、疳积、便秘等。

　　伤食呕吐恶心、腹胀：分推腹阴阳有降逆止呕、和胃消食之作用。

　　腹胀、厌食、大便秘结：顺时针摩腹，有消食和胃通大便的作用。

　　脾虚腹泻、腹痛、食欲不振：逆时针摩腹，有健脾益气、止泻之作用。

　　小儿保健、厌食、脾虚腹泻：常与补脾经、按揉足三里、捏脊合用，以加强疗效。

　　其他：平补平泻能和胃，久摩之有消乳食、强壮身体的作用。

分腹阴阳

7 胁肋

【位置】从腋下两胁至天枢处。

【操作】患儿取坐位,医者两手掌自患儿两腋下搓摩至天枢处,称为搓摩胁肋,又称按弦走搓摩。

【次数】100～300次。

【功用】顺气化痰、除胸闷、消积聚。

【配伍治病】胸闷、腹胀、食积、痰喘气急、疳积、胁痛、肝脾肿大等症。

胸闷、腹胀、气喘:搓摩胁肋,性开而降,有顺气化痰、除胸闷、开积聚之作用,用于小儿由于食积、痰涎壅盛、气逆所致的胸闷、腹胀、气喘等症。

肝脾肿大:若治疗肝脾肿大,则须久摩之。

脾胃虚弱、中气下陷、肾不纳气等,应慎用。

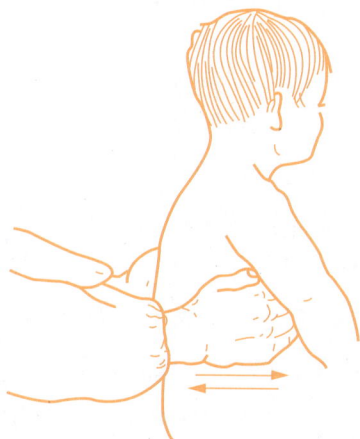

搓摩胁肋

8 天枢

【位置】脐旁2寸,左右各一,属足阳明胃经。

【操作】医者用食、中指指端按揉之,称揉天枢。

【次数】揉100～200次。

【功用】疏调大肠、理气消滞、化痰止嗽。

揉天枢

【配伍治病】腹胀、腹痛、腹泻、痢疾、便秘、食积不化、咳嗽等。

腹泻、呕吐、食积、腹胀、大便秘结:天枢为大肠之"募穴",能疏调大肠,理气消滞,常用于治疗急慢性胃肠炎,痢疾、消化功能紊乱引起的腹泻、呕吐、食积、腹胀、大便秘结等症。临床上,天枢与脐常同时操作,可以中指按脐、食指

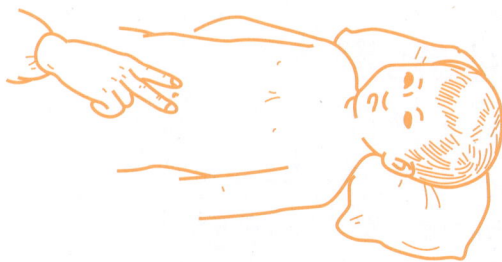

与无名指各按两侧天枢穴同时揉动。配合拿肚角可治腹痛。

痰喘、咳嗽：揉天枢与清肺经、掐揉五指节等相配。

⑨ 脐（神阙）

【位置】位于肚脐，属任脉。

【操作】医者用中指端或掌根揉，称揉脐；用掌或指摩之，称摩脐，逆时针摩或揉为补；顺时针摩或揉为泻；往返揉或摩之为平补平泻。

【次数】揉100～300次；摩约5分钟。

【功用】温阳散寒、补益气血、健脾和胃、消食导滞。

揉脐

【配伍治病】腹泻、便秘、腹胀、腹痛、呕吐、消化不良、厌食、痢疾、脱肛、疳积等症。

此穴能补能泻，用补法能温阳散寒、补益气血，治疗寒湿、脾虚、五更泄泻、消化不良、慢性痢疾、气虚脱肛等；泻之能消食导滞，治疗湿热型泄泻、痢疾、便秘等；治疗腹痛多配合揉天枢、拿肚角等；平补平泻能健脾和胃，用于治疗先天不足，后天失调或乳食积滞、厌食、也可用于儿童日常保健等。

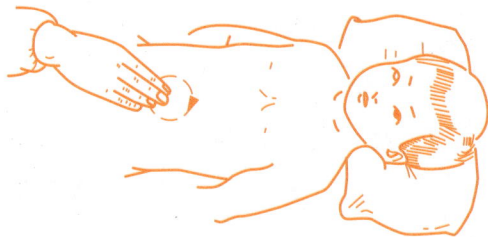

⑩ 肚角

【位置】脐下2寸，旁开2寸两大筋。

【操作】患儿仰卧，医者用拇、食、中三指向深处拿之，称拿肚角，操作时向偏内上方做一推一拉一紧一松的轻微动作为一次。

【次数】按、拿各3～5次。

【功用】健脾和胃、理气消滞、止腹痛。

拿肚角

【配伍治病】腹痛、腹泻、腹胀、痢疾、便秘。

腹痛、腹泻：按、拿肚角是止腹痛的要法，主治受寒、伤食引起的腹痛、腹泻，

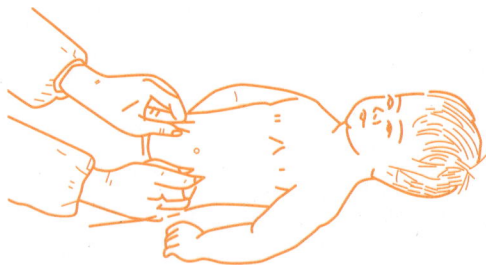

及其他各种原因引起的腹痛,若配一窝风可加强止痛效果。

　　本手法刺激性较强,为防患儿哭闹,应放在其他手法结束后再用。

11 丹田

【位置】小腹部,脐下2.5寸。

【操作】或揉或摩,称揉丹田,或摩丹田。

【次数】揉50次,摩5分钟。

【功用】培肾固本、温补下元、分清别浊。

【配伍治病】腹痛、泄泻、遗尿、脱肛、疝气。本穴多用于泌尿、生殖系统疾病。

　　多用于小儿先天不足,寒凝少腹之腹痛、疝气、遗尿、脱肛等:常与补肾经、推三关、揉外劳宫等合用。

　　尿潴留:临床上常与推箕门、清小肠等合用。

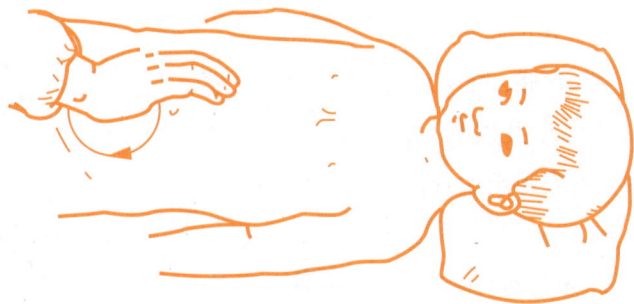

揉丹田

三、腰背部穴位

1 脊柱

【位置】大椎至长强成一直线。

【操作】医者用食、中指腹自上而下做直推法,称为推脊。双手用捏法自下而上称捏脊,每捏三下将背脊提一下,称捏三提一法。捏之前先在背部轻轻按摩几遍，使肌肉放松。

【次数】推100～300次；捏5～10遍。

【功用】调阴阳、理气血、和脏腑、通经络、培元气、壮身体等。

【配伍治病】发热、惊风、夜啼、疳积、腹泻、呕吐、便秘等。

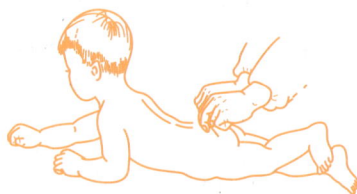

推脊

疳积、腹泻、呕吐、便秘、惊风、夜啼：用捏脊法自下而上能调阴阳、理气血、和脏腑、通经络、培元气、壮身体，主治先、后天不足的一些慢性病。

成人失眠、肠胃病、月经不调：捏脊法是小儿保健主要手法之一，单用此法名捏脊疗法，不仅用于小儿病症，还可用于成人失眠、肠胃病、月经不调等，均有一定的效果。

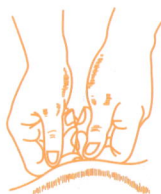

a.三指捏脊

小儿发热、腰背痛、角弓反张：自上而下推脊，能清热，主治小儿发热，多与清天河水、退六腑等合用；还可用于治疗腰背痛、角弓反张等。

本法操作时，旁及膀胱经，临床应用时可据不同病情，重提或按揉相应的背部俞穴，能加强疗效。

b.二指捏脊

捏脊

② 大椎

【位置】在第七颈椎与第一胸椎棘突之间，属督脉。

【操作】医者用中指指端按或揉，称按大椎和揉大椎。用双手拇指、食指将其周围的皮肤捏起，向其穴挤去，称捏挤大椎。

【次数】按揉30～50次；捏挤至局部皮肤紫红瘀斑为度。

【功用】清热解表、通经活络。

【配伍治病】发热，项强，咳嗽，感冒，百日咳。

感冒、发热、项强：常与推脊、清天河水等配用。

此外用提拿法对治疗百日咳有一定的疗效。

揉大椎

3 肩井

【位置】在大椎与肩峰连线之中点，肩部筋肉处。属足少阳胆经。

【操作】用拇指与食、中二指对称用力提拿肩井，称拿肩井；用指端按其穴，称按肩井。

【次数】拿3～5次，按揉10～30次。

【功用】疏通气血，发汗解表

【配伍治病】感冒，惊厥，上肢抬举不利。临床常与开天门、推坎宫、运太阳、揉耳后高骨相配合。

本法为诸法推毕的结束动作，称为总收法。

拿肩井

4 风门

【位置】第二胸椎棘突下(第二胸椎与第三胸椎间)旁开1.5寸。

【操作】医者用示、中指指端揉，称揉风门。

【次数】揉20～30次。

【功用】解表散寒、疏通经络。

【配伍治病】感冒,咳嗽,气喘,鼻塞,骨蒸潮热,盗汗及腰背部病症。

外感风寒,咳嗽气喘:临床上多与清肺经、揉肺俞、推揉膻中等配合应用。

骨蒸潮热、盗汗:与揉二马、肾顶、分手阴阳等相配合。

背腰肌肉疼痛:与拿委中、承山、昆仑等穴相配合应用。

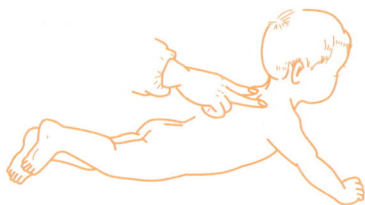

揉风门

5 肺俞

【位置】在第三胸椎棘突下旁开1.5寸。

【操作】用两手拇指或食、中指指端揉,称揉肺俞;两手拇指分别自肩胛骨内缘从上向下推动,称推肺俞或分推肩胛骨。

【次数】揉50～100次,推100～200次。

【功用】调肺气,补虚损,止咳嗽。

【配伍治病】咳嗽,痰鸣,胸闷,胸痛,发热等。

肺俞多用于呼吸系统疾病,如久咳不愈时加推补脾经以培土生金。

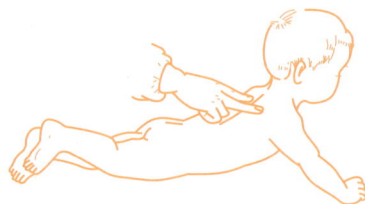

揉肺俞

6 脾俞

【位置】在第十一胸椎棘突下,旁开1.5寸。

【操作】用揉法,称揉脾俞。

【次数】揉50～100次。

【功用】能健脾胃,助运化,祛水湿。

【配伍治病】呕吐、腹泻、疳积、食欲不振、黄疸、水肿等。多与推脾经、按揉足三里穴等合用。

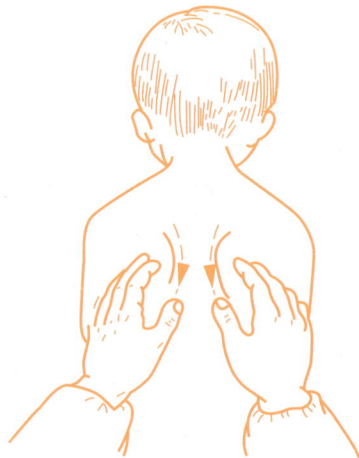

分推肩胛骨

7 肾俞

【位置】第二腰椎棘突下,旁开1.5寸。

【操作】用揉法,称揉肾俞。

【次数】揉50～100次。

【功用】滋阴壮阳,补益肾元

【配伍治病】腹泻、便秘、小腹痛、下肢痿软乏力、慢性腰背痛、肾虚气喘等。

　　肾虚腹泻或阴虚便秘,或下肢瘫痪等:多与揉二马、补脾经或推三关等合用。

　　慢性腰背痛:常与腰俞、委中等配合。

　　肾虚气喘:与揉肺俞、脾俞等配合应用。

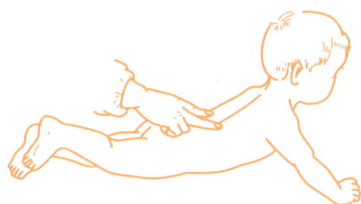

揉脾俞

揉肾俞

8 七节骨

【位置】在第四腰椎与尾骨端(长强)成一直线。

【操作】医者用拇指桡侧面或食、中指腹自下向上推之,称推上七节骨;自上而下推,称推下七节骨。

【次数】100～300次。

【功用】温阳止泻、泻热通便。

【配伍治病】泄泻、便秘、痢疾、脱肛等。

　　虚寒腹泻、久痢:推上七节骨能温阳止泻,主治虚寒腹泻、久痢等,多与补大肠、揉百会等合用。

　　肠热便秘、痢疾:推下七节骨能泻热通便,多用于肠热便秘、痢疾等症,若虚寒泄泻,不可用本法,以防滑泻。

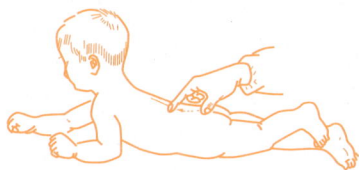

推上七节骨

⑨ 龟尾

【位置】位于尾骨端。

【操作】医者用中指或拇指端揉，称揉龟尾。

【次数】揉100～300次。

【功用】通调大肠。

【配伍治病】泄泻、便秘、脱肛、遗尿等症。

揉龟尾能统调督脉之经气，调理大肠之功能。既能止泻，又能通便，多与揉脐、推七节骨配合应用。

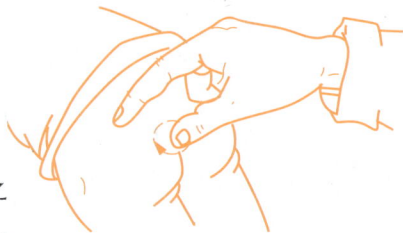

揉龟尾

四、上肢部穴位

① 脾经

【位置】拇指末节螺纹面。

【操作】医者用左手握患儿之左手，用右手拇指螺纹面贴在小儿拇指螺纹面上做旋推，称为补脾经；医者用左手握患儿之左手，用右手拇指螺纹面贴在小儿拇指螺纹做向心性直推，称为清脾经；旋推与直推结合推之，称为清补脾经。

【次数】100～500次。

【功用】健脾胃、补气血；清湿热、消食积、化痰涎。

【配伍治病】体质虚弱、食欲不振、肌肉消瘦、消化不良、呕吐、泄泻、伤食、痢疾、便秘、黄疸、痰湿、咳嗽、便血及斑、疹隐而不透等证。

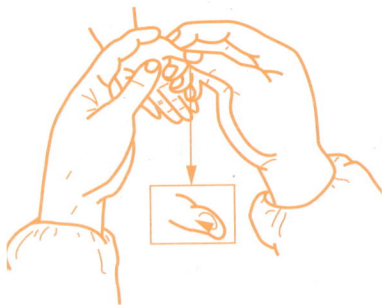

补脾经

腹泻、食欲不振、消化不良、肌肉消瘦：多与推三关、捏脊、运八卦等合用。

黄疸、恶心呕吐、腹泻、痢疾：多与清天河水、清肺经、揉小天心、推小肠等清热利湿法合用。

胃脘痞滞、吞酸纳呆、腹泻、呕吐：常与运八卦、揉板门、分腹阴阳等合用。

若湿热留恋久而不退或外感发热兼湿者，可单用本法治疗，清补脾经20~30分钟，至微汗出，效果较好。小儿脾胃薄弱，不宜攻伐太过，一般情况下，脾经多用补法，体壮邪实者方可用清法。另外，小儿体虚，疹出不透时，推补本穴，可使隐疹透出，但手法宜快而重，具有补中有泻之意。

推脾经

② 肝经

【位置】食指末节螺纹面。

【操作】医者用左手握患儿之左手，用右手拇指螺纹面贴在小儿食指螺纹面做向心性直推，称为清肝经；医者用左手握患儿之左手，用右手拇指螺纹面贴在小儿食指螺纹面上做旋推，称为补肝经；肝经一般只清不补，如有肝血不足、肝阴不足的情况一般以补肾经代替。

【次数】100~500次。

【功用】平肝泻火、解郁除烦、镇惊熄风等。

【配伍治病】惊风、目赤、烦躁不安、五心烦热、口苦咽干、头晕头痛、耳鸣等。

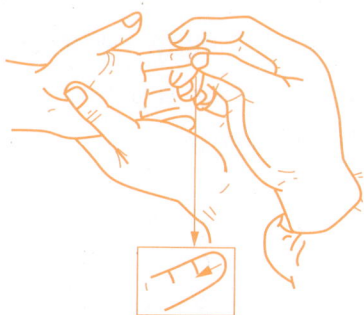

清肝经

惊风抽搐、烦躁不安、目赤肿痛、五心烦热：多与清心经、掐揉小天心、补肾经、退六腑合用。

肝经宜清不宜补，若肝虚应补则须补后加清或以补肾经代之，称为滋肾养肝法。

3 心经

【位置】手中指末节螺纹面。

【操作】医者用左手握患儿之左手，用右手拇指螺纹面贴在小儿中指螺纹面做向心性直推，称为清心经；医者用左手握患儿之左手，用右手拇指螺纹面贴在小儿中指螺纹面上做旋推，称为补心经；心经一般只清不补，如有心血不足、心阳不足的情况一般以补脾经代替。

【次数】100～500次。

【功用】清热退心火；补益心血、养心安神。

【配伍治病】五心烦热、口舌生疮、小便赤涩、惊惕不安、心血不足、目眦红赤等。

高热面赤、神昏烦躁、口舌生疮、小便短赤、惊风、惊吓：多与退六腑、清天河水、清小肠等合用。清心经临床可以清天河水代替。

心烦不安、睡卧露睛：多与补脾经、推三关、揉二马、补肾经等合用。

本穴宜用清法，不宜久用补法，需补时可补后加清，或以补脾经代之，以防扰动心火。

清心经

4 肺经

【位置】无名指末节螺纹面。

【操作】医者用左手握患儿之左手，用右手拇指螺纹面贴在小儿食指螺纹面上做旋推,称为补肝经(图1-4-45);医者用左手握患儿之左手,用右手拇指螺纹面贴在小儿食指螺纹面做向心性直推,称为清肝经。

【次数】100~500次。

【功用】宣肺清热、补益肺气、止咳化痰。

【配伍治病】感冒、咳嗽、气喘痰鸣、自汗、盗汗、面白、脱肛、遗尿、大便秘结、麻疹不透。

感冒发热、咳嗽气喘、痰鸣、鼻干、鼻流浊涕:多与清天河水、退六腑、运八卦等合用。

少气懒言、面白、自汗、盗汗、遗尿、脱肛、大便秘结:多配伍补脾经、推三关、揉二马等。

5 肾经

【位置】在小指末节螺纹面。

【操作】医者用左手握患儿之左手,用右手拇指螺纹面贴在小儿小指螺纹面上做旋推,称为补肾经;医者用左手握患儿之左手,用右手拇指螺纹面贴在小儿小指螺纹面做向心性直推,称为清肾经。肾经一般只补不清,如有小便赤涩、小便不通等情况一般以清小肠或清后溪代替。

【次数】100~500次。

【功用】滋肾壮阳、温养下元、强壮筋骨、清热利尿。

【配伍治病】先天不足、久病体虚、五更泄泻、遗尿、咳嗽、喘息、癫痫、目赤、膀胱湿热,小便淋浊刺痛。

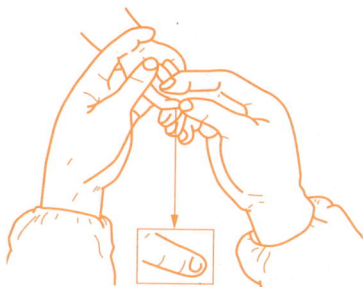

补肺经

补肾经

先天不足、久病体虚、五更泄泻、久泻、遗尿、喘息：多与补脾经、揉二马、推三关等合用。

膀胱湿热、小便赤涩、腹泻、小儿肾炎：常配伍掐揉小天心、清小肠、推箕门等。

推脾经、推心经、推肝经、推肺经、推肾经五法统称推五经，专治五脏病变，据脏腑虚实，或用清法，或用补法，灵活应用。

6 大肠

【位置】在食指桡侧缘，由指尖至虎口成一直线。

【操作】医者用右手拇指桡侧面，自指尖直推至虎口为补，称补大肠；反之为清，称清大肠；来回推之，称清补大肠。

【次数】100～500次。

【功用】调理肠道、止寒热泻痢、退肝胆之火、通便。

【配伍治病】泄泻、痢疾、便秘、腹痛、脱肛等。

虚寒腹泻、痢疾、脱肛：多配伍补脾经、推三关、补肾经等。

若水泻严重时，宜利小便，不可推补本穴，如推补之，则止泻过急，易使患儿呕吐。

身热腹痛、痢下赤白、大便秘结：常配合清天河水、分阴阳、清脾经、清肺经等。

寒热错杂、虚实相兼、便秘、泄泻、腹胀、纳呆：多与运八卦、清补脾经等合用。

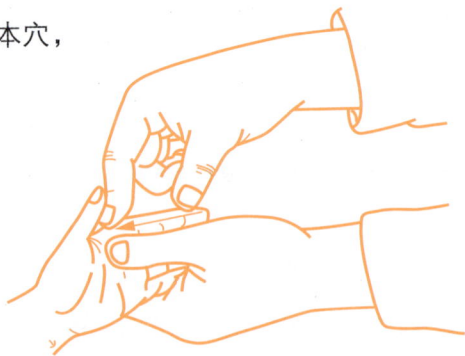

补大肠

另外,在临床上治疗痢疾、便秘,常用大肠一穴,但需推30分钟左右,才能收到较好的效果。对于急性痢疾里急后重者,应先用清肺经,待里急后重减轻,或消失后,再用本穴。

7 小肠

【位置】在小指尺侧边缘,自指尖至指根成一直线。

【操作】用推法自指尖向指根直推为补,称补小肠;反之为清,称清小肠。

【次数】100~500次。

【功用】滋阴补虚、清热利尿、泌别清浊。

【配伍治病】小便赤涩、尿闭、水泻、口舌生疮、午后潮热等。

小便短赤不利、尿闭、泄泻、口舌生疮等:可配清天河水,以加强清热利尿的作用。

阴虚水亏、小便短赤、下焦虚寒多尿、遗尿:补小肠能滋阴补虚,主治阴虚水亏、小便短赤、下焦虚寒多尿、遗尿等症。

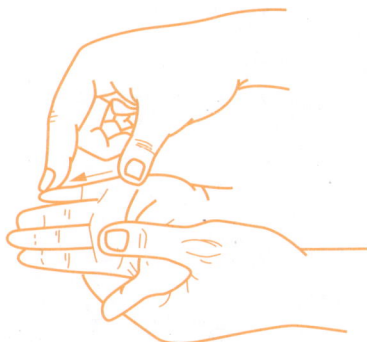

清小肠

8 肾纹

【位置】手掌面,小指第二指间关节横纹处。

【操作】医者用中指或拇指端按揉之,称揉肾纹。

【次数】揉100~500次。

【功用】祛风明目、散结热。

【配伍治病】目赤肿痛、鹅口疮、热毒内陷、高热惊厥、瘀结不散等。

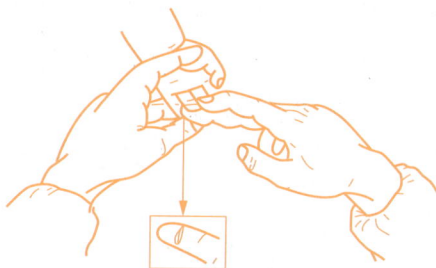

揉肾纹

目赤肿痛、鹅口疮、热毒内陷、高热惊厥、瘀结不散：多与清天河水、揉小天心、退六腑、分阴阳等合用。

⑨ 肾顶

【位置】在小指顶端。

【操作】医者以拇指或中指端按揉之，称揉肾顶。

【次数】揉100～500次。

【功用】收敛元气、固表止汗。

【配伍治病】自汗、盗汗、解颅等。

本穴为止汗要穴。对自汗、盗汗、大汗淋漓者有良效。

阴虚盗汗：配揉二马。

气虚自汗：配补脾经、补肺经等。

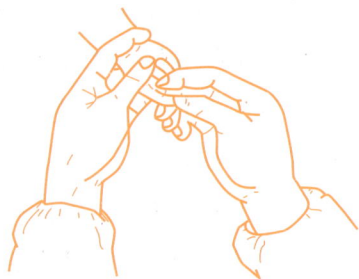

揉肾顶

⑩ 小横纹

【位置】手掌面，第二至第五指掌指关节之横纹处。

【操作】医者以拇指桡侧自食指或小指的掌指关节横纹处，来回推之，称推小横纹；以拇指甲依次掐之，继以揉之，称为掐小横纹。

【次数】推100～300次；掐3～5次。

【功用】退热、消胀、散结。

【配伍治病】口唇破裂、口疮、腹胀、发热、烦躁等证。

脾虚作胀：兼补脾经。

饮食所伤：兼摩腹、清补脾经、运八卦。

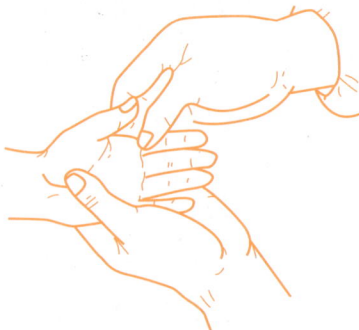

掐小横纹

口唇破裂、口舌生疮：兼清脾经、清胃经、清天河水。

临床上推小横纹治疗肺部干性啰音，有一定疗效。

11 四横纹（四缝）

【位置】手掌面，第二至第五指节第一指间关节横纹处。

【操作】以拇指桡侧在四横纹穴左右推之，称推四横纹；以拇指甲依次掐之，继以揉之，称为掐四横纹。

【次数】推100～300次；掐3～5次。

【功用】退热除烦、调和气血、消胀散结。

【配伍治病】疳积、腹胀腹痛、气血不和、消化不良、惊风、气喘、口唇破裂。

本穴掐之能退热除烦、散瘀结；推之能调中行气、和气血、消胀。

胸闷痰喘：多与运八卦、推肺经、推膻中等合用。

内伤乳食、消化不良、腹胀：可与捏脊、推脾经、揉板门合用。

营养不良、泄泻、疳积：临床上也可用毫针或三棱针点刺本穴，配合捏脊治疗营养不良、泄泻、疳积等，效果较好。

掐揉四横纹（四缝）

12 掌小横纹

【位置】在掌面小指根下,尺侧掌纹头。

【操作】医者以中指或拇指端按揉之,称揉掌小横纹。

【次数】100～500次。

【功用】清热散结、宽胸宣肺、化痰止咳。

【配伍治病】口舌生疮、流涎、肺炎、百日咳及一切痰壅喘咳。

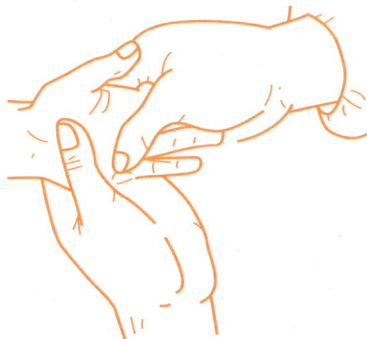

揉掌小横纹

本穴为治口舌生疮、喘咳的效穴。对婴儿流涎剧烈者,有良效。此外,肝区疼痛时,揉之亦有效果。临床上揉掌小横纹治疗肺部湿性啰音,有一定的疗效。

13 板门

【位置】在手掌大鱼际平面。

【操作】医者用左手托住患儿之左手,用右手拇指或食指在大鱼际平面的中点上作揉法,称揉板门;以右手拇指桡侧自拇指根推向腕横纹,称板门推向横纹;以右手拇指桡侧自腕横纹推向拇指根,称横纹推向板门。

【次数】推、揉各100～300次。

【功用】健脾和胃、消食化滞、除腹胀、止吐泻。

【配伍治病】食欲不振、乳食内伤、呕吐、泄泻、腹胀、气喘、嗳气。

乳食停积、腹胀腹泻、食欲不振、呕吐、嗳气:多与推脾经、运八卦、分腹阴阳等合用,治腹泻、呕吐等亦可单用本穴治疗,但推拿时间宜长。

泄泻:板门推向横纹,能止泻,用于脾阳不振,乳食停滞引起的泄泻,多与推大肠、推脾经等合用。

呕吐:横纹推向板门能止呕,用于胃气受伤,失于和降所致呕吐,多与推脾经、推天柱骨、分腹阴阳、运八卦等合用。

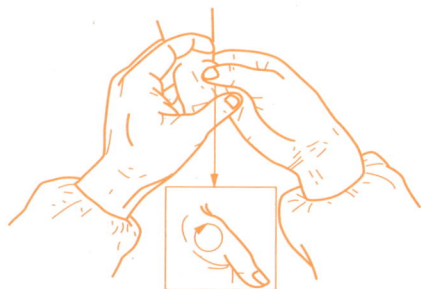

揉板门　　　　　　　　　　　板门推向横纹

14 胃经

【位置】在大鱼际桡侧，赤白肉际处。

【操作】用拇指或食指自掌根推向拇指根，称为清胃经；反之为补，称补胃经。

【次数】100～500次。

【功用】清中焦湿热、消食和胃、降逆止呕、除烦止咳。

【配伍治病】恶心呕吐、烦渴善饥、呃逆、嗳气、吐血衄血、食欲不振、腹胀、口臭、便秘等证。

　　恶心呕吐、呃逆、嗳气、吐血衄血、烦渴善饥、食欲不振：清胃经能清中焦脾胃湿热，和胃降逆，泻胃火，除烦止咳。多与清脾经、揉板门等合用。补胃经能健脾胃、助运化，常与补脾经、揉中脘、摩腹等配伍。

清胃经

15 小天心

【位置】在掌根，大小鱼际交接之凹陷中。

【操作】以拇指或中指端揉之，称揉小天心；以拇指甲掐之，称掐小天心；以中指尖或屈曲的第一指间关节背侧捣，称捣小天心。

【次数】揉100～300次；掐、捣各5～20次。

【功用】清热、镇惊、利尿、明目。

【配伍治病】惊风、抽搐、夜啼不安、小便赤涩、目赤肿痛、口舌生疮、目斜视等证。

心经有热、惊风、夜啼：多与清天河水、揉二马、清肝经等合用。

口舌生疮、小便赤涩：多与清天河水、清小肠、揉二马合用。

目斜视：若眼上翻者则向下掐、捣；右斜视者向左掐、捣；左斜视者向右掐、捣。

此外本穴对新生儿硬皮症、黄疸、遗尿、水肿、痘疹欲出不透者亦有效。

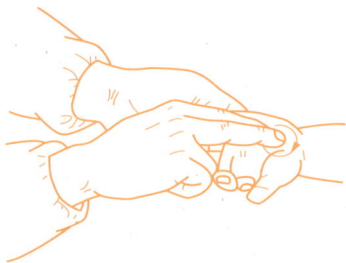

揉小天心

16 内劳宫

【位置】掌心中，握拳中指指端是穴。

【操作】用中指指端揉，称揉内劳宫；或用中指指端沿内劳宫运之，称运内劳宫。

【次数】揉50次，运100次。

【功用】清热除烦、熄风凉血。

【配伍治病】发热、烦渴、口疮、便血、齿龈糜烂、虚烦内热。

口舌生疮、发热、烦渴：常与清天河水、清心经合用。

阴虚发热：常与揉二马、清天河水、推涌泉等合用。

本穴属心包经，为清热除烦效穴，若推拿时

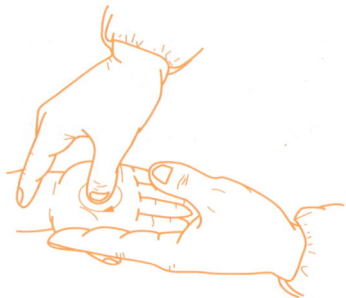

揉内劳宫

在内劳宫滴一滴凉水,用口吹之则清热力更强。

17 内八卦

【位置】以掌中心为圆心,从圆心至中指根横纹约2/3处为半径,画一圆圈,八卦穴即在此圆圈上(对小天心者为坎,对中指者为离,在拇指侧离至坎半圆的中点为震,在小指侧半圆的中点为兑)共八个方位即乾、坎、艮、震、巽、离、坤、兑。

【操作】用拇指面自乾向坎运至兑为一遍,在运至离时轻轻而过,称顺运八卦,又称运八卦。若从兑卦运至乾卦,称为逆运八卦。此外,尚有分运八卦,如乾震顺运:自乾经坎、艮掐运至震;巽兑顺运:自巽经离、坤掐运至兑;离乾顺运:自离经坤、兑掐运至乾;坤坎顺运:自坤经兑、乾掐运至坎;坎巽顺运:自坎经艮、震掐运至巽;巽坎逆运:自巽经震、艮掐运至坎;艮离顺运:自艮经震、巽掐运至离;水火既济:自坎至离、自离至坎来回推运;揉艮宫:用指腹在艮宫揉运。

【次数】运100~500次;掐运7~14次;揉100~200次。

【功用】宽胸理气、止咳化痰、行滞消食、降气平喘。

【配伍治病】胸闷、咳嗽、气喘、呕吐、泄泻、腹胀、食欲不振、呃逆、发热、恶寒、惊惕不安等症。

运内八卦

胸闷、咳嗽、气喘、呕吐、腹胀、腹泻、食欲不振：顺运八卦能宽胸理气、止咳化痰、行滞消食。常配伍推脾经、掐揉四横纹、揉板门、推揉膻中、分腹阴阳等。

痰喘呕吐：逆运八卦能降气平喘，多与推天柱骨、推膻中等合用。

临床上分运八卦常与顺运或逆运八卦合用。乾震顺运能安魂；巽兑顺运能定魂；离乾顺运能止咳；坤坎顺运能清热；坎巽顺运能止泻；巽兑逆运能止呕；艮离顺运能发汗；揉艮宫能健脾消食。

18 外八卦

【位置】掌背外劳宫周围，与内八卦相对处。

【操作】以拇指作顺时针方向掐运，称运外八卦。

【次数】100～300次。

【功用】宽胸理气、通滞散结。

【配伍治病】胸闷、腹胀、便秘等：运外八卦能宽胸理气、通滞散结，临床上主要与摩腹、推揉膻中等合用，治疗胸闷、腹胀、便秘等。

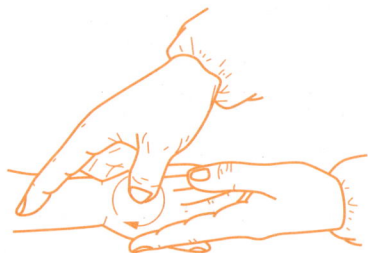

运外八卦

19 总筋

【位置】在掌后腕横纹中点。

【操作】以拇指或中指端揉之，称揉总筋；以拇指甲掐之，称掐总筋。

【次数】揉100～300次；掐3～5次。

【功用】清心热、止痉、通调周身气机。

【配伍治病】口舌生疮、潮热、夜啼、牙痛、惊风抽搐等症。

口舌生疮、潮热、夜啼、牙痛：常配清天河水以加强清热之力。

惊风、四肢抽掣：掐总筋能止痉定惊。

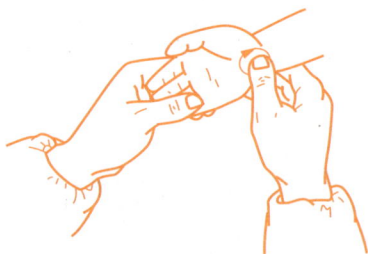

揉总筋

20 阴阳（大横纹）

【位置】仰掌，掌后横纹。近拇指端称阳池，近小指端称阴池。

【操作】医者用两拇指自掌后横纹中(总筋)向两旁分推，称分推大横纹，又称分阴阳；自两旁(阴池、阳池)向总筋合推，称合阴阳。

【次数】30～50次。

【功用】平衡阴阳、调和气血、行滞消食；行痰散结。

分阴阳

【配伍治病】寒热往来、腹泻、呕吐、食积、身热不退、烦躁不安、惊风、抽搐、痰涎壅盛、胸闷、喘嗽等证。

寒热往来、烦躁不安、腹胀、泄泻、呕吐、痢疾、乳食停滞：分阴阳能平衡阴阳、调和气血、行滞消食。用于阴阳不调、气血不和所致寒热往来、烦躁不安、腹胀、泄泻、呕吐、痢疾、乳食停滞等。

痰结喘嗽、胸闷：合阴阳能行痰散结，主治痰结喘嗽、胸闷等症。可配揉肾纹、清天河水等清热散结的穴位。

实热证，阴池宜重分；虚寒证，阳池宜重分。

21 十宣

【位置】在手十指尖端，距指甲游离缘0.1寸，左右共十穴。

【操作】以拇指甲依次掐之，称掐十宣。

【次数】掐3～5次，或醒后即止。

【功用】清热、醒神、开窍。

掐十宣

【配伍治病】高热惊风、抽搐、昏厥、烦躁不安、两目上视、神呆等证。本穴主要用于急救，多与掐人中、掐老龙、掐少商等合用。

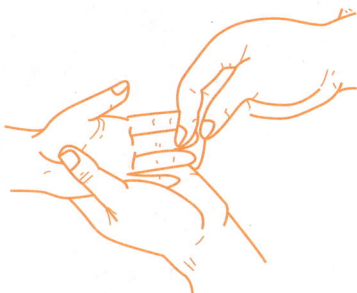

22 二扇门

【位置】在手背中指本节两旁陷中。

【操作】医者用两拇指端或食、中指端揉之，称为揉二扇门；以两拇指甲掐之，继以揉之，称掐二扇门。

【次数】揉100～500次；掐3～5次。

【功用】发汗透表、退热平喘。

【配伍治病】伤风、感冒、发热无汗、痰喘气粗、急惊风、口眼歪斜等证。

掐二扇门

伤风、感冒、发热无汗：本穴为发汗效穴，如欲发汗，必先掐心经与内劳宫，再重揉太阳穴，然后掐本穴300次左右，至患儿头部及前后身微汗出即可。因该穴性温，发散之力强，易耗伤阳气，故对体虚患儿慎用。若须用时，必先固表(补脾经、补肾经、揉肾顶)，然后再用汗法，操作时要稍用力，速度宜快。

23 五指节

【位置】掌背五指第一指间关节。

【操作】用拇指甲掐之，称掐五指节；用拇、食指揉搓，称揉五指节。

【次数】掐3～5次；揉搓20～50次。

【功用】安神镇惊，祛风化痰、通窍。

【配伍治病】惊风、咳嗽风痰、吐涎、惊惕不安、口眼歪斜等证。

惊惕不安、惊风：多与清肝经、掐老龙等

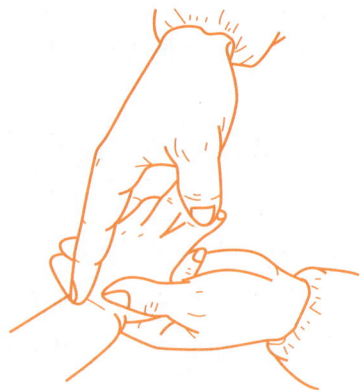

掐揉五指节

合用。

胸闷、痰喘、咳嗽、吐涎：多与运八卦、推揉膻中等合用。

捻搓五指节可治扭挫伤引起关节肿痛、屈伸不利等。经常搓揉该穴可增强小儿智力，用于小儿保健。

24 外劳宫

【位置】在手背中，与内劳宫相对处。

【操作】医者用中指端揉之，称揉外劳宫；用拇指甲掐之，称掐外劳宫。

【次数】揉100~300次；掐3~5次。

【功用】温阳散寒、升阳举陷、发汗解表。

【配伍治病】腹痛肠鸣、泄泻、痢疾、遗尿、脱肛、咳嗽、气喘、风寒感冒、鼻塞流涕等证。

本穴性温，不仅能温阳散寒、升阳举陷，而且能发汗解表。主治一切寒证，不论外感、内伤皆宜。

临床常用于治疗外感风寒、鼻塞流涕、脏腑积寒、完谷不化、腹痛肠鸣、泄泻、痢疾、疝气等。小儿手背皮肤娇嫩，操作不慎易损伤皮肤，治疗时应予注意。

遗尿、脱肛：多与补脾经、补肾经、揉二马等合用。

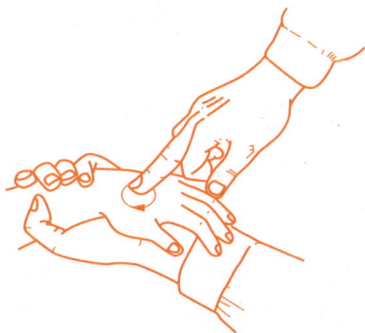

揉外劳宫

25 精宁

【位置】在手背第四、五掌骨歧缝中。

【操作】以拇指掐揉之，称掐揉精宁。

【次数】揉100~500次；掐3~5次。

【功用】行气、破结、化痰。

【配伍治病】痰食积聚、气吼痰喘、干呕、疳积、惊厥等证。

本穴能祛痰涎、消痞积，除用于治疗痰食积聚、干呕、疳积等，还可用于急救，治疗急惊昏厥，多与掐威灵合用，以加强开窍醒神之作用。因本穴行气消坚之力较强，故虚者慎用。若须应用，多与补脾经、补肾经等合用，以免元气受损。

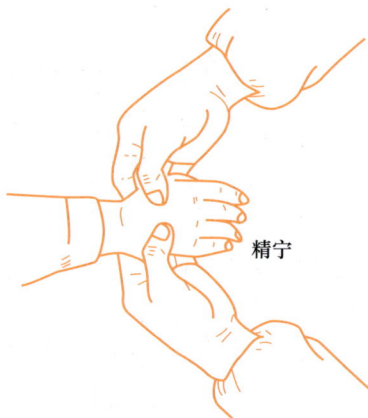

精宁

掐精宁

26 威灵

【位置】在手背，外劳宫旁，第二、三掌骨交缝处。

【操作】医者以拇指甲掐之，继以揉之，称掐威灵。

【次数】掐5~10次。

【功用】开窍、醒神、镇惊。

【配伍治病】急惊暴死、昏迷不醒、头痛等。

本穴主要用于急救，主治急惊暴死、昏迷不醒，若掐之有声者易治，无声者难治。

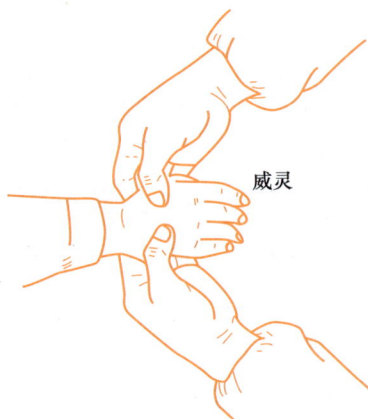

威灵

掐威灵

27 二人上马（二马、上马）

【位置】手掌背面，第四、五掌骨小头后陷中。

【操作】拇指指端揉或拇指指甲掐，称揉上马或掐上马。

【次数】揉50~200次，掐5次。

【功用】滋阴补肾，顺气散结，利水通淋，为补

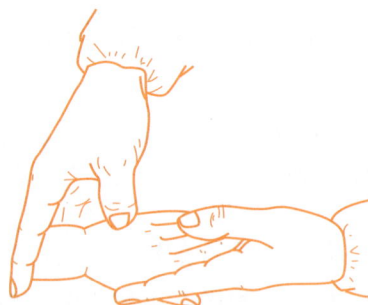

掐揉二人上马

肾滋阴的要法。

【配伍治病】腹痛、小便赤涩、潮热、体虚、脱肛、遗尿、消化不良、磨牙等。

阴虚证：可与补肾经、水底捞明月等合用。

久喘久咳：常与揉膻中、揉小横纹、揉肺俞、补肾经等合用。

肺部感染：有干性啰音、久不消失者配揉小横纹，湿性啰音配揉掌小横纹，多有一定疗效。

28 左端正

【位置】在中指桡侧，指甲根旁1分许。

【操作】以拇指甲掐之或揉之，称掐左端正或揉左端正。

【次数】揉50~100次；掐3~5次。

【功用】升提中气、止泻痢。

【配伍治病】痢疾、霍乱、水泻、眼右斜视。

痢疾、水泻：本穴能升提中气、止泻痢。多与推脾经、推大肠等合用。

惊风：掐之则能醒神开窍，主治惊风。

左端正

掐揉左端正

29 右端正

【位置】中指尺侧，指甲根旁1分许。

【操作】用拇指甲掐之或揉之，称掐右端正或揉右端正。

【次数】掐3~5次；揉50~100次。

【功用】止呕吐、降逆、止血。

【配伍治病】鼻出血(鼻衄)、呕吐、眼左斜视。

恶心呕吐：常与运八卦、横纹推向板门、推脾经等合用。

小儿惊风：掐右端正，常与掐老龙、清肝经等配伍。掐之还能开窍醒神，可

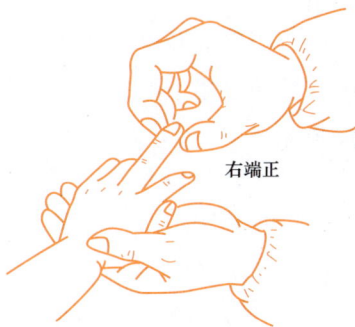

右端正

掐揉右端正

用于急救。

鼻出血(鼻衄)：本穴对鼻衄有良效，由细绳由中指第三节横纹起扎至指端(不可过紧)，扎好后患儿静卧。

30 一窝风

【位置】在手背腕横纹中央之凹陷中。

【操作】以中指或拇指端按揉之，称揉一窝风。

【次数】揉100~300次。

【功用】温中行气、宣通表里、止痹痛、利关节。

【配伍治病】腹痛、伤风感冒、急慢惊风、关节屈伸不利。

本穴的主要功效是止腹痛，对于因受凉、食积等各种原因引起的腹痛，均可用之来治疗。另外，该穴还具有温通经络的作用，对于风湿性关节炎，也有一定的作用。本穴与二扇门、外劳宫皆能温阳散寒，但一窝风主治腹痛，又能驱经络之寒以治痹痛；外劳宫主要用于脏腑积寒与气虚下陷之症；二扇门主要用于外感风寒无汗。

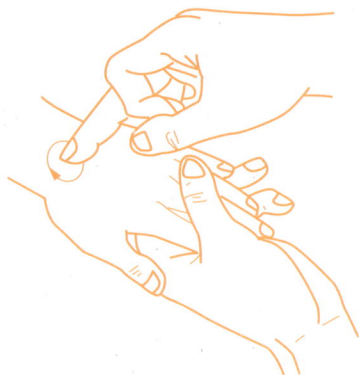

揉一窝风

31 膊阳池

【位置】在手背一窝风之后三寸。

【操作】以右手拇指甲陷之，继以揉之，称掐膊阳池；或以中指端揉之，称揉膊阳池。

【次数】掐3~5次；揉100~500次。

【功用】疏风解表、通利二便。

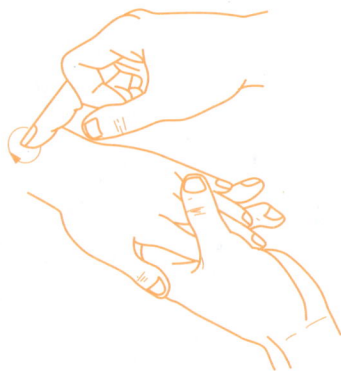

揉搏膊阳池

【配伍治病】大便秘结、小便赤涩、感冒头痛。

本穴为治大便秘结之效穴,对于小便赤涩、感冒头痛可配伍其他相应的穴位进行治疗。

32 三关

【位置】前臂桡侧,腕横纹至肘横纹成一直线。

【操作】用食中二指并拢,自桡侧腕横纹起推至肘横纹处,称推三关。

【次数】100～500次。

【功用】补养气血、温补下元,温阳散寒、益气活血。

【配伍治病】腹痛腹泻、畏寒、四肢乏力、病后体虚、疹出不透及风寒感冒等一切虚、寒病证。

气血虚弱、命门火衰、下元虚冷、身体虚弱、四肢厥冷、面色无华、食欲不振、疳积、吐泻等阳气不足、气血亏虚证:多与补脾经、补肾经、揉二马、运八卦等合用。

疹毒内陷、隐疹不出、黄疸、阴疽、感冒恶寒等:多与推脾经、清肺经、运八卦、掐二扇门等合用。

实证若用此穴,手法宜快而有力。

推三关

33 天河水

【位置】在前臂内侧正中,自腕横纹至肘横纹成一直线。

【操作】用食、中二指指腹,从腕横纹起,推至肘横纹,称清天河水;自内劳宫推至肘横纹,称大推天河水;以凉水滴于大横纹上,用食、中二指指腹慢慢推至洪池,后以四指拍之,并用口吹气于天河穴透之,称引水上天河;先运内劳宫，再以食中指顶端交替或一起自总筋沿天河打至洪池5~20遍，称打马过天河。

【次数】100~500次。

【功用】清热解表、泻心火、除烦躁、润燥结。

【配伍治病】一切热证、外感发热、内热、潮热、烦躁不安、口渴、弄舌、惊风、口舌生疮、咳嗽、痰喘、咽痛等证。

清天河水

　　清天河水清热而不伤阴，善清卫分、气分之热，虚、实热皆可用。

　　五心烦热、烦躁不安、惊风、口舌生疮、弄舌、重舌：可与清心经、清肝经等合用。

　　清天河水较平和，大推天河水作用大于清天河水，引水上天河作用大于大推天河水，打马过天河只用于实热病证。

34 六腑

【位置】在前臂尺侧自肘关节至掌根成一直线。

【操作】以食、中二指指腹，自肘关节推至掌根，称退六腑。

【次数】100~500次。

【功用】清热、凉血、解毒。

【配伍治病】高热、烦渴、惊风、鹅口疮、木舌、重舌、咽痛、疟腮、大便秘结、热痢、肿毒等一切实热证。

退六腑

　　本穴性寒大凉、善清营、血分之热，功专清热凉血解毒。对脏腑郁热积滞、壮热苔黄、口渴咽干、疟腮、肿毒、大便干燥等实热证均可用之。

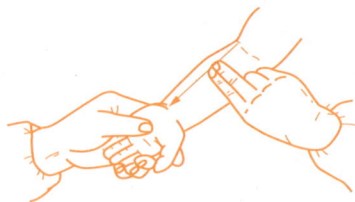

本穴与补肺经合用止汗效果较好。本穴与推三关为大凉大热要穴，可单用，亦可两穴合用。若患儿阳气不足、下元虚冷、久泻等可单用推三关；若高热烦渴、大便干燥等可用退六腑。两穴合用能平衡阴阳，防止大凉、大热伤其正气。如寒热夹杂以热为主，则退六腑与推三关次数之比为三比一；若以寒为主，则退六腑与推三关次数比为一比三。推数相等能调和阴阳。

五、下肢部穴位

1 箕门

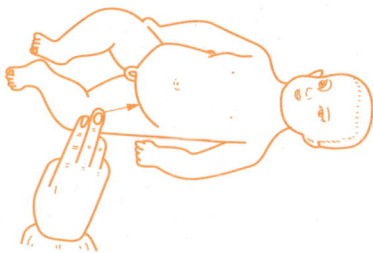

推箕门

【位置】大腿内侧、膝盖上缘至腹股沟成一直线。

【操作】用食、中二指自膝盖内侧上缘推至腹股沟，称推箕门。

【次数】100～300次。

【功用】推箕门性平和，有较好的利尿作用

【配伍治病】小便短赤，尿闭，水泻等证。

尿闭：多与揉丹田、揉三阴交合用。

小便赤涩不利：多与清小肠合用。

水泻无尿：多于清小肠合用，有利小便实大便的作用。

2 百虫（血海）

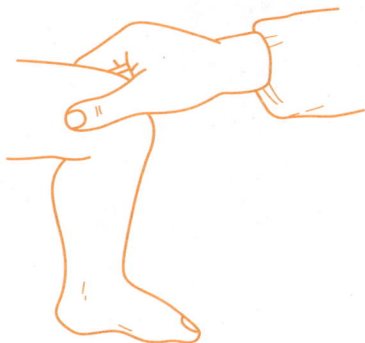

拿百虫

【位置】膝上内侧肌肉丰厚处，髌骨内上缘2

寸处。

【操作】用拇指和食、中二指对称提拿，称拿百虫，用拇指端按揉，称按揉百虫。

【次数】拿3～5次，按揉10～20次。

【功用】通经络、止抽搐。

【配伍治病】四肢抽搐，下肢痿躄不用：常与拿委中、按揉足三里等合用。

③ 膝眼

【位置】膝盖两旁凹陷中。

【操作】用拇、食二指分别在两侧膝眼上按揉，称按揉膝眼法。

【次数】50～100次。

【功用】熄风止痉，通经活络。

【配伍治病】下肢痿软无力，惊风抽搐。

　　小儿麻痹症而致的下肢痿软无力，膝痛及膝关节扭伤等：揉膝眼配合拿委中。

　　惊风抽搐：常与掐老龙，掐十宣等合用。

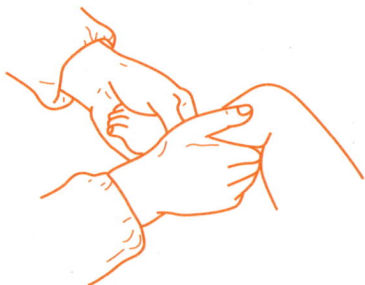

揉膝眼

④ 足三里

【位置】外侧膝眼下3寸，胫骨外侧约一横指处。

【操作】用拇指按揉，称按揉足三里。

【次数】20～50次。

【功用】按揉足三里能健脾和胃、调中理气、多用于消化道疾患。

【配伍治病】腹胀，腹痛，呕吐，泻泄等证。

　　呕吐：多与推大柱骨、分腹阴阳合用。

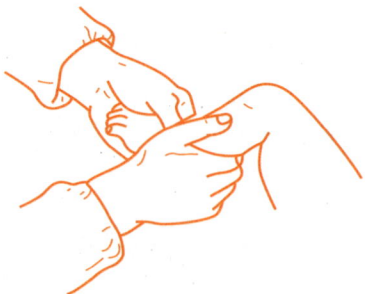

按揉足三里

脾虚腹泻：多与补大肠、推上七节骨合用。

小儿保健：与摩腹、捏脊等配合应用于小儿保健。

5 三阴交

【位置】内踝尖直上3寸处。

【操作】用拇指或中指端按揉，称按揉三阴交。

【次数】20～30次。

【功用】通血脉、活经络，疏下焦、利湿热、通调水道，亦能健脾胃、助运化

【配伍治病】遗尿、尿闭、小便短赤涩痛、消化不良等。

主要用于泌尿系统疾病，如遗尿、癃闭等症，常与揉丹田、推箕门合用。

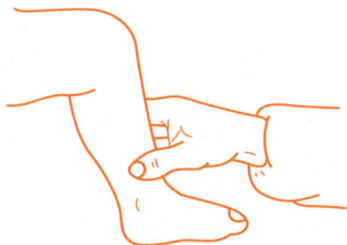

按揉三阴交

6 解溪

【位置】踝关节前横纹中点，两筋之间凹陷处。

【操作】用拇指甲掐，称掐解溪。

【次数】3～5次。

【功用】解痉挛、止吐泻。

【配伍治病】惊风、吐泻，踝关节屈伸不利。

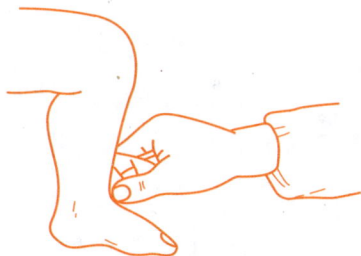

掐解溪

7 丰隆

【位置】外踝尖上8寸，距胫骨前缘二横指（中指）。

【操作】用拇指或中指端按揉，称揉丰隆。

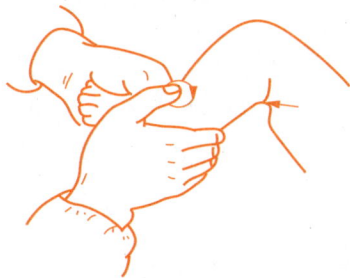

揉丰隆

【次数】20～30次。

【功用】和胃气、化痰湿

【配伍治病】痰鸣气喘，痰涎壅盛、咳嗽气喘等：多与揉膻中、运内八卦合用。

8 委中

【位置】腘窝中央，两大筋间。

【操作】用拇食指拿腘窝中肌腱，称拿委中。

【次数】3～5次。

【功用】止抽搐、通经络。

【配伍治病】惊风抽搐，下肢痿软无力：常与揉膝眼配合。

拿委中

9 涌泉

【位置】足掌心前 1/3 凹陷处。

【操作】用拇指端按揉，称揉涌泉；用两拇指面轮流自足根推向足尖，称推涌泉。

【次数】揉30～50次；推100～300次。

【功用】引火归元、退虚热。

【配伍治病】发热，呕吐，腹泻，五心烦热。

烦躁不安、夜啼：推涌泉与揉二马、运内劳宫等配伍。

实热证：推涌泉与退六腑、清天河水配合。

吐泻：揉涌泉能治吐泻，左揉止吐，常与揉右端正配合，右揉止泻，常与揉左端正合用。

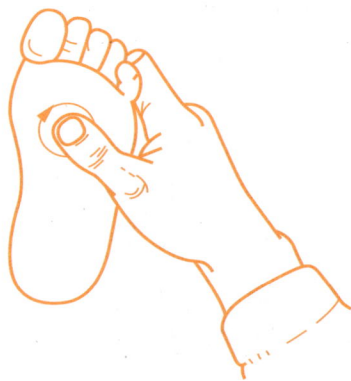

揉涌泉

10 前承山

【位置】小腿前部、胫骨外侧与后承山穴相对处。

【操作】掐、揉本穴，称掐前承山或揉前承山。

【次数】掐5次；揉30次。

【功用】止抽搐、通经络。

【配伍治病】下肢抽搐：常与拿委中，按百虫、掐解溪等穴合用。

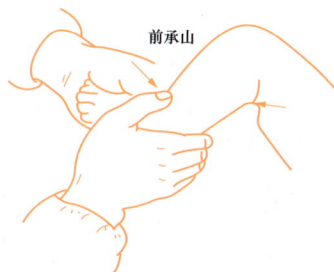

对掐前后承山

11 后承山

【位置】腓肠肌肌腹下陷中。

【操作】用拿法，称拿后承山。

【次数】3～5次。

【功用】止抽搐、通经络。

【配伍治病】腿痛转筋，下肢痿软：常与拿委中、按揉足三里等合用。

对拿前后承山

无规矩无以成方圆
——小儿推拿须知

一、操作要求及注意事项

小儿推拿与成人不同，因其特殊的生理、病理特点以及不易与医者配合等，故操作时需特别注意。

1 年龄适宜 一般来说，小儿推拿疗法主要适宜于6岁以下的小儿，6~12岁的儿童除选用小儿推拿特定穴外，宜配合选用成人推拿的某些手法，结合体穴进行治疗，可收较好疗效。随着年龄的增大，推拿次数及操作时间亦应相应增加。

2 选穴合理 小儿推拿主要选取手及前臂穴位。治疗时可选择任何一侧手臂进行操作。虽前人有男取左手，女取右手之说，但临床证明并无明显差异，故临床应用时以操作方便为原则，常采用患儿左侧手臂的穴位或部位。

3 手法得当 因小儿皮肉娇嫩，易于损伤。故要特别强调手法轻快柔和，平稳着实，切忌粗暴。手法的补泻，应根据患儿体质的强弱，病情的寒、热、虚、实进行辨证施治。

4 **明确诊断**　由于小儿脏腑娇嫩，形气未充，发病容易，传变迅速。因此，小儿之病更应尽早明确诊断，及时正确治疗，避免贻误病情，造成轻病转重，重病转危的不良后果。

5 **兼顾脾胃**　在生理上小儿有"脾常不足"的特点，因此在临床治疗时，应当在祛邪的同时，时时不忘兼顾脾胃。脾胃为人体后天之本，有一分胃气就有一分生机，脾胃之气旺盛，疾病易趋康复。

6 **操作有序**　操作的顺序，一般是先头面，次上肢，再胸腹腰背，最后是下肢。但临床上大部分都根据患儿的病情以及体位来定顺序先后。

　　具体操作时，一般来说，先推刺激较轻不易引起患儿哭闹的穴位，先推主穴，后推配穴，最后推刺激性较强、易引起患儿哭闹的穴位。总的来说，轻快柔和的手法摆在前面，如摩法、推法，而刺激量较重的放在后面，如拿法，掐法等。

7 **治疗次数及疗程规范**　一般病症每日治疗1次，3~6次为1个疗程，高热或严重腹泻的患儿可每日治疗2次。

8 **治疗环境适宜**　室内空气既应保持新鲜，又应保持适宜的温度。光线应充足，以利于诊察患儿的病况。治疗后应嘱患儿避风，出汗者尤应注意。

二、小儿推拿疗法的适应证和禁忌证

　　小儿推拿是以六岁以内的小儿为主要治疗对象，婴幼儿尤为适宜，对部分学龄期儿童的一些疾病也有较好疗效。

（一）适应证

　　据文献记载和临床所见，小儿推拿治疗范围很广，几乎涉及每个系统。比较常见的有：小儿感冒、发热、咳嗽、哮喘；婴幼儿腹泻、小儿腹痛、呕吐、厌食、疳积；小儿遗尿、尿潴留以及惊风、夜啼、小儿麻痹症等，均属于治疗范围。

（二）禁忌证

小儿推拿虽然治疗范围很多，但也有其禁忌证，如水痘、胎毒、疮疡疾患、传染病、开放性损伤、癌症等，不属于治疗范围。

三、小儿推拿手法的基本要求

推拿手法总的要求是持久、有力、均匀、柔和，从而达到深透的目的。但小儿由于脏腑娇嫩，形气未充，肌肤柔弱，故强调小儿手法要轻快柔和、平稳着实，以适达病所而止，不可竭力攻伐，尤其对新生儿，手法更要轻柔，使之手随心转，法从手出，变通在心。

另外，对不同的手法有不同的要求，如推法要轻快，但要轻而不浮，快而着实；摩法要均匀柔和，做到轻而不浮，重而不滞；掐法要既快又重；拿法则要刚中有柔，刚柔共济。

总之，推拿是通过手法操作来治疗疾病的，手法的好坏，直接影响疗效，因此，我们要认真学习，反复练习，做到熟练掌握，运用自如。

四、小儿推拿处方

用推即是用药，推拿处方和中药处方的组成是一样的，不是将类似的手法和作用相近的穴位，简单地加在一起，而是根据病情需要，在辨证基础上，按照"君、臣、佐、使"的处方原则，选择适当的手法和穴位组合而成，就是选定起主要治疗作用的手法和穴位，再加上协助主穴起辅助治疗作用的手法和穴位组合成推拿处方。其表示方法是将手法、穴位、手法的补泻、操作的次数和时间结合在一起，如推补脾经300次，摩腹5分钟等等。

五、常用介质

在临床操作中，运用手法时，常用各种介质，以加强手法的作用，有助于提高疗效，还可起润滑和保护皮肤的作用。小儿推拿介质的选用恰当与否，对治疗效果有一定影响。

① 汁剂　挤压新鲜药物取汁，亦可配加少量清水制成水剂。

(1)大葱汁：用鲜大葱白(带根)洗净，挤压捣烂取其汁，加少量清水。其性辛、温，有发汗解表、通阳利水的作用。蘸其汁推三关、揉内关、揉外劳宫、拿风池、推揉大椎，可助发汗解表，治疗风寒感冒、头痛、鼻塞、流清涕、恶寒无汗等症；蘸汁揉脐及摩小腹部、运八卦、分手阴阳，可治疗小儿腹痛、小便不利等。

(2)生姜汁：将鲜生姜捣烂取汁，加少量清水。其性辛、微温，有解表散寒、温中止呕的作用。蘸此汁推天柱骨、推脊、推三关、清肺经、拿风池、揉风门可治疗风寒感冒，头痛无汗，背冷项强，痰饮喘咳等；补脾经、揉板门、掌后横纹推向板门、运八卦、摩中脘，可治疗胃寒呕吐、腹部冷痛等证。

(3)薄荷汁：取鲜薄荷叶、茎捣烂取汁。其性辛、凉，有散风清热，解郁透表之效。蘸此汁清天河水、水底捞明月、运八卦、开天门、运太阳、推天柱骨可增加疏风解表清热之功，治疗小儿外感风热、头痛鼻塞、发热、汗出恶风及风火牙痛等证。

(4)荷叶汁：取鲜荷叶捣烂取汁。其性苦、涩、平，功能升发清阳、清热解暑。蘸其汁开天门、推坎宫、运太阳、推大椎可治疗小儿夏季中暑，头痛头胀、不思乳食。涂敷于扭挫伤处，轻轻摩之有散瘀止痛之效，治疗小儿跌打扭伤。

(5)鸡蛋清：用新鲜鸡蛋取其清。其性甘、咸、平，功能补益脾胃、润泽肌肤、消肿止痛。敷搽面颊腮部及颈侧，可治疗牙龈肿痛、腮腺炎、痄病、咽痛等。若与仙人掌汁配用，疗效更佳。蘸之清肺经、清大肠、运八卦、清天河水、分推膻中、摩腹、揉肺俞等，可治疗小儿发热、咳嗽、疳积等病证。

2 乳剂 取健康哺乳期妇女之乳汁,亦可用鲜牛奶代替。其性甘、咸、平,有补虚益气、清热润燥、补五脏、滋阴血、益心气、和肠胃的功能,涂敷乳汁开天门、推坎宫、运太阳、揉睛明、攒竹、拿风池,可治疗小儿目赤流泪、风疾抽搐;揉摩中脘、肚脐、关元等穴,可治疗小儿疳积、腹痛、腹胀、腹泻等。

3 水剂 是用温热清水浸泡某些药物的水溶液(浸泡时应不断搅动)。根据不同的药物,确定浸泡时间。一般来说,花、草、叶类药物,浸泡时间较短,为20～30分钟,如麻黄、菊花、金银花、荆芥、防风、淡竹叶等;木质类药物浸泡时间较长,约1小时左右,或更长时间。

(1)麻黄浸液:辛、微苦、温,有发汗解表、平喘利尿的作用。蘸此液清肺经、运八卦、推三关、揉外劳宫、推天柱骨,有发汗解表、宣肺的作用,治疗小儿风寒感冒表实证之发热、恶寒、无汗、头身疼痛。配揉天突、揉肺俞、分推膻中,可增其平喘止咳之功。

(2)桂枝浸液:辛、甘、温,有解肌发汗、温经通阳之功效。蘸此液清肺经、推三关,配合揉百会、风府、风池等穴,可治疗小儿风寒感冒,头痛发热;摩揉小腹,可助通利小便之功,治疗小儿脾肾阳虚,小便不利之证。

(3)菊花浸液:甘、苦、平,功能散风、清热、明目。蘸此液开天门、推坎宫、运太阳、推揉涌泉、揉耳后高骨,可治疗小儿感冒、头痛发热、目赤肿痛、眩晕等。

(4)茶水:苦、甘、微寒,功能醒神明目、清热止渴、消食利尿。蘸其水清天河水、清五经、运八卦、推脊,可治疗小儿高热。

4 粉剂 即用一定药物研成的极细粉末。最常用的是滑石粉或以滑石粉为主的粉剂,如婴儿痱子粉、爽身粉等,功能清热渗湿、滑润皮肤、防损止痒,是小儿推拿的常用介质。

5 **油剂** （1）芝麻油：甘、淡、微温，功能补虚、健脾、润燥。可适用于小儿身体各部位。蘸芝麻油摩腹、揉脐、推脊，可治疗小儿食积、脾胃虚弱、肌肤失泽等。

（2）清凉油：有散风、消肿、止痛、止痒、醒神之功效。蘸此油开天门、推坎宫、运太阳、揉耳后高骨可治疗小儿夏季中暑、头昏、呕吐等症。局部搽涂可治疗蚊虫叮咬，皮肤痒痛等。

6 **膏剂** 常用冬青膏。将冬青油、薄荷油与凡士林按一定比例配制而成的膏剂。具有清凉散邪、润滑肌肤、活血通络之功效。涂此膏清肺经、清天河水、开天门、推坎宫、运太阳、揉耳后高骨，可治疗小儿感冒、发热、头痛等；摩、揉局部可治疗跌打损伤、瘀血肿痛。

让孩子远离药毒

——小儿常见疾病的推拿治疗

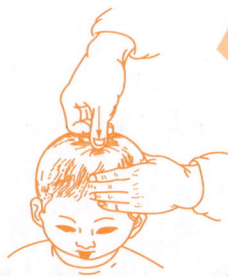

一、感冒

感冒是小儿时期最常见的疾病，全年都可发生，但以气候变化、冷暖失调时更为多见，如冬末春初、秋末冬初之际。本病常因感受风寒或风热时邪所引起，临床以恶寒、发热、头痛、咳嗽、鼻塞、流涕等为特征。由于小儿脏腑娇嫩、气血未充，故患病之后，传变迅速，且往往兼夹他证。如夹滞、夹惊、夹痰等，使证情复杂，临证时必须注意鉴别。

（一）推拿治疗

主穴 开天门 30 次、推坎宫 30 次、揉太阳 30 次、揉耳后高骨 30 次。

1 开天门：两拇指自下而上自两眉中点交替直推至前发际。揉 30 次。

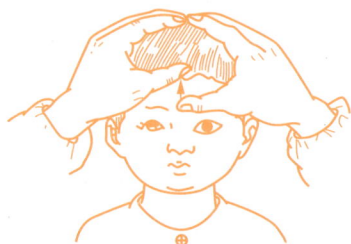

开天门

2 推坎宫：两拇指自眉心向两侧眉梢分推。推 30 次。

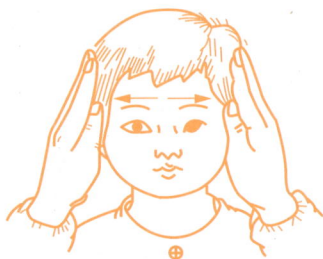

推坎宫

3 揉太阳：用中指端向耳方向揉太阳穴。揉 30 次

揉太阳

4 揉耳后高骨：用两拇指或中指端按揉乳突后缘高骨下凹陷中。揉 30 次。

按揉耳后高骨

分型配穴

证型		风寒感冒	风热感冒	感冒夹滞	感冒夹惊	感冒夹痰
症状	主症	发热，恶寒，无汗	发热重，微恶风寒或不恶风寒，微汗出	发热，恶寒或不恶风寒，头痛，鼻塞流涕，咳嗽有痰，咽痛咽痒	发热，恶寒或不恶风寒，头痛，鼻塞流涕，咳嗽有痰，咽痛咽痒	发热，恶寒或不恶风寒，头痛，鼻塞流涕，咳嗽有痰，咽痛咽痒
	兼症	鼻塞流清涕，咳嗽，痰清稀，喷嚏，喉痒，头身疼痛	鼻塞流黄涕，咳嗽痰稠，头痛，咽痛，口渴	脘腹胀满，不思乳食，呕吐酸腐，口气秽浊，大便酸臭或泄泻	烦躁不安，睡卧不宁，惊惕啼叫	咳嗽较剧，喉间痰鸣，甚则呼吸急促
	舌脉	苔薄白，脉浮紧，指纹浮红	苔薄黄，脉浮数，指纹浮紧	苔厚腻，脉浮，指纹浮红或浮紧	脉弦数，指纹浮红或浮紧	苔腻，脉滑，指纹浮红或浮紧
治法	治则	辛温解表，宣肺散寒	辛凉解表，清热宣肺	宣肺解表，健脾和胃，消积导滞	宣肺解表，平肝清心，宁神	解表，宣肺豁痰
	部位	上肢、头面	上肢	上肢、腹部	上肢	上肢、胸腹、背部

(1) 风寒型

处方：黄蜂入洞20次、按揉风池5次、揉二扇门300次、推三关150次。

1 黄蜂入洞：用食、中二指指端在患儿两鼻孔作揉法。揉20次。

黄蜂入洞

2 按揉风池：用双手拇指按揉颈后枕骨下，胸锁乳突肌与斜方肌三角凹陷中的风池穴。按揉5次。

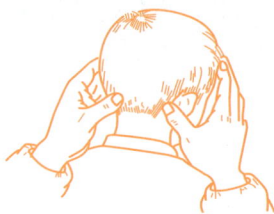

按揉风池

3 揉二扇门：用两拇指端揉手背中指本节两旁陷中的二扇门。揉300次。

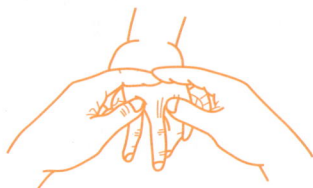

揉二扇门

4 推三关：用食、中二指并拢，自桡侧腕横纹起推至肘横纹处。推150次。

推三关

（2）风热型

处方：清肺经200次、清天河水200次、掐揉总筋5次。

1 清肺经：医者用左手握患儿之左手，用右手拇指螺纹面贴在小儿无名指螺纹面做向心性直推，称为清肺经。

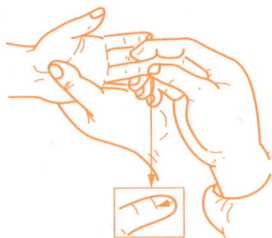

清肺经

2 清天河水：用食、中二指指腹，在前臂内侧正中从腕横纹起，推至肘横纹。清200次。

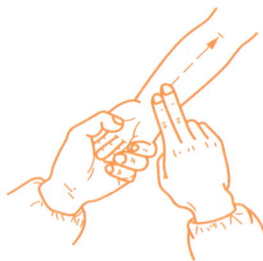

清天河水

3 掐揉总筋：以拇指甲掐掌后腕横纹中点的总筋穴，掐后加揉。掐 5 次。

掐揉总筋

（3）兼证

夹滞者：加推清补脾经各 150 次、揉脐 100 次、顺时针摩腹 5 分钟、分腹阴阳 100 次。

1 医者用左手握患儿之左手，用右手拇指螺纹面贴在小儿拇指螺纹面上先做直推再做旋推，旋推与直推结合推之，称为清补脾经。清补各 150 次。

补脾经

清脾经

2 揉脐：医者用中指端或掌根顺时针揉肚脐。揉 100 次。

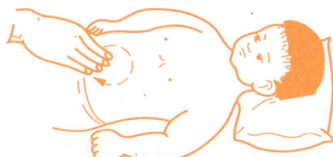

揉脐

3 顺时针摩腹：患儿取仰卧，用掌面或四指摩顺时针摩腹部。摩 5 分钟。

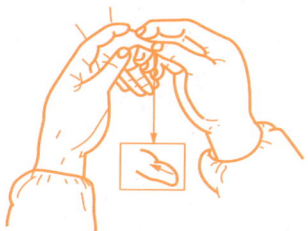

摩腹

4 分腹阴阳：患儿取仰卧或坐位，用两拇指端沿肋弓角边缘或自中脘至脐，向两旁分推。分推100次。

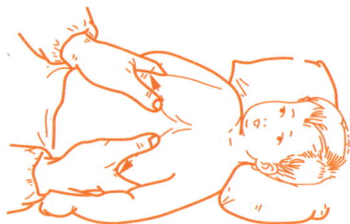

分腹阴阳

夹惊者：加推清心经200次、掐揉小天心10次、掐揉五指节5次。

1 清心经：医者用左手握患儿之左手，用右手拇指螺纹面贴在小儿中指螺纹面上做向心直推。推100次。

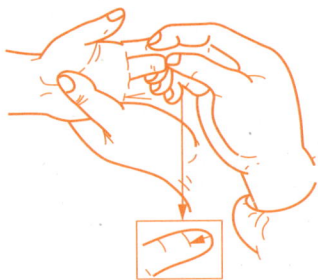

清心经

2 掐揉小天心：以拇指甲掐大小鱼际交接之凹陷中，掐后加揉。掐10次。

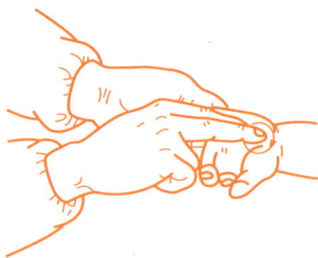

掐揉小天心

3 掐揉五指节：用拇指甲掐掌背五指第一指间关节的五指节穴，掐后加揉。掐5次。

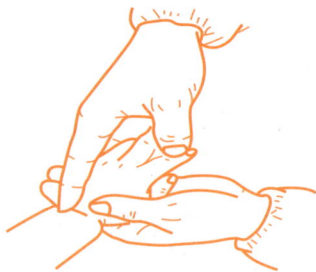

掐揉五指节

夹痰者：加推揉膻中50次、分推肺俞100次、按揉天突50次，按揉乳根、乳旁各50次。

1 揉膻中：医者用中指指端揉两乳头连线之中点。揉 50 次。

揉膻中

2 分推肺俞：两手拇指分别置于两侧肺俞穴，沿肩胛骨内缘从上向下分推。分推 100 次。

分推肩胛骨（肺俞）

3 按揉天突：用中指指端先按继而揉胸骨切迹上缘凹陷正中。按揉 50 次。

按揉天突

4 按揉乳根、乳旁：以两手四指扶患儿之两胁，再用两手食指或中指端揉乳头直下 0.2 寸的乳根穴。以两手四指扶患儿之两胁，再以两拇指置于乳头外侧旁开 0.2 寸的乳旁穴。各 50 次。

按揉乳根

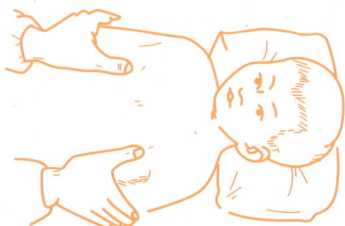

按揉乳旁

疗程: 每日推拿1~2次,直至病愈。若推拿治疗后给小儿饮热水,加衣被,使小儿微微出汗,效果更佳。

(二)注意事项

① 注意体格锻炼,多做户外活动,增强体质。

② 注意随气候变化增减衣服,尤其气温骤变时。勿长期衣着过暖。

③ 冬春感冒流行时,少去公共场所,避免感染。

④ 患病期间,多饮开水,给予易消化食物。高热患儿及时物理降温。做好口腔护理。

二、发热

发热即体温异常升高,是小儿常见的一种病症,临床上一般可分为外感发热、肺胃实热、阴虚内热三种。外感发热,主要是指感冒发热而言,在上一节已有论述,故本节仅介绍后两种情况。

(一)推拿治疗

主穴 清天河水200次。

清天河水:用食、中二指指腹,在前臂内侧正中从腕横纹起,推至肘横纹。清200次。

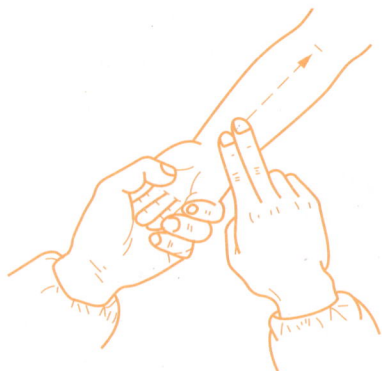

清天河水

分型
配穴

证型		阴虚内热	肺胃实热
症状	主症	午后发热,手足心热	高热、面红、气促
	兼症	形瘦,盗汗,食欲减退	不思饮食,便秘烦躁,渴而欲饮
	舌脉	舌红苔剥,脉细数,指纹淡紫	舌红苔燥,指纹深紫
治法	治则	滋阴清热	清泻里热,理气消食
	部位	上肢、下肢	上肢

(1)阴虚内热型:补脾经200次、补肺经200次、揉二马100次、揉内劳宫100次、按揉足三里30次、按揉涌泉100次。

1 补脾经:医者用左手握患儿之左手，用右手拇指螺纹面贴在小儿拇指螺纹面上做旋推。补200次。

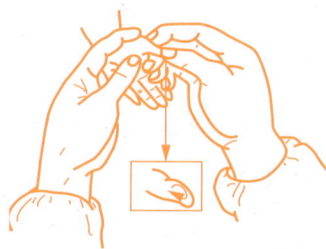

补脾经

2 补肺经:医者用左手握患儿之左手，用右手拇指螺纹面贴在小儿无名指螺纹面上做旋推。补200次。

补肺经

3 揉二马:拇指指端揉手掌背面，第四、五掌骨小头后陷中。揉100次。

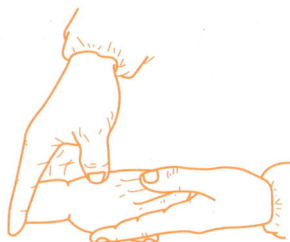

揉二人上马

4 揉内劳宫：用中指指端揉掌心中，握拳中指指端所对的内劳宫穴。揉 100 次。

揉内劳宫

5 按揉足三里：用拇指按揉外侧膝眼下 3 寸，胫骨外侧约一横指处的足三里。按揉 30 次。

按揉足三里

6 按揉涌泉：用拇指端按揉足掌心前 1/3 凹陷处。按揉 100 次。

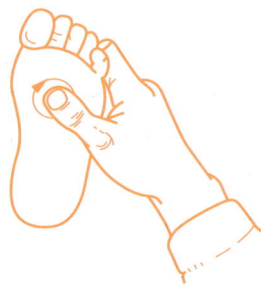

揉涌泉

(2)**肺胃实热型**：清肺经 200 次、清胃经 300 次、清大肠 300 次、揉板门 100 次、逆运内八卦 200 次、退六腑 300 次、揉天枢 200 次。

1 清肺经：医者用左手握患儿之左手，用右手拇指螺纹面贴在小儿无名指螺纹面做向心性直推，称为清肺经。清 200 次。

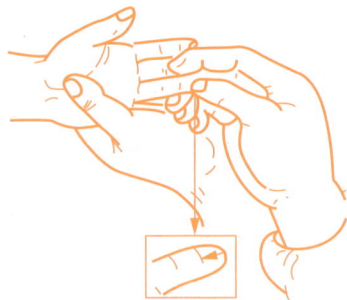

清肺经

2 清胃经：用拇指或食指在大鱼际桡侧自掌根推向拇指根。清300次。

清胃经

3 清大肠：用右手拇指桡侧面，自患儿虎口直推至食指指尖。清300次。

清大肠

4 揉板门：以左手托住患儿之左手，用右手拇指或食指在大鱼际平面的中点上作揉法。揉100次。

揉板门

5 逆运内八卦：用拇指面自兑卦运至乾卦为一遍，在运至离时轻轻而过。运200次。

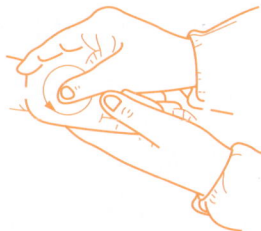

逆运内八卦

6 退六腑：以食、中二指指腹，在患儿前臂尺侧自肘关节推至掌根。推300次。

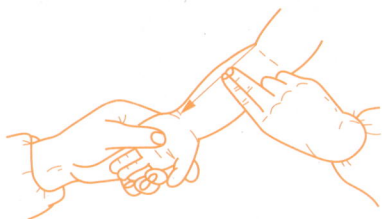

退六腑

7 揉天枢：用食、中指端按揉肚脐旁2寸的天枢穴。揉200次。

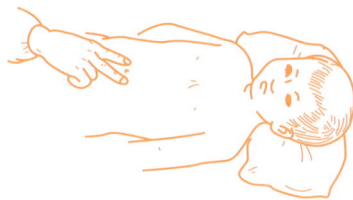

揉天枢

疗程：每日推拿1次，直至病愈，若高热不退者可每日推拿2次。

(二) 注意事项

① 加强护理,合理穿衣,避风寒。

② 饮食以清淡易消化食物为主,以免损伤脾胃。

③ 病后注意营养,以免气血津液亏损。

④ 发热高且不退者,可一日推拿2~3次。

三、咳嗽

咳嗽是肺脏疾病的主要证候之一,感冒、肺炎、肺结核等疾病都可引起咳嗽。本节所述的相当于西医的急慢性支气管炎。

(一) 推拿治疗

主穴 推揉膻中100次、揉乳旁100次、揉乳根100次、揉肺俞200次、分推肩胛骨50次。

推揉膻中:用中指指端揉两乳头连线之中点;然后两手拇指自两乳头连线之中点向两旁分推至乳头;再用食指、中指自胸骨切迹向下推至剑突。各100次。

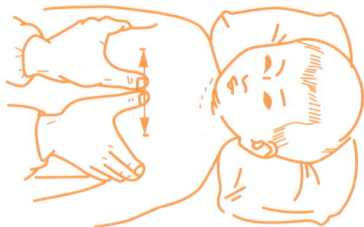

揉膻中　　　　　　　　　　　分推膻中

2 揉乳旁：以两手四指扶患儿之两胁，再以两拇指置于乳头外侧旁开0.2寸揉之。揉100次。

揉乳旁

3 揉乳根：以两手四指扶患儿之两胁，用两手食指或中指端揉乳头直下0.2寸。揉100次。

揉乳根

4 揉肺俞：用两手拇指或食、中指指端揉第三胸椎棘突下旁开1.5寸的肺俞穴。揉200次。

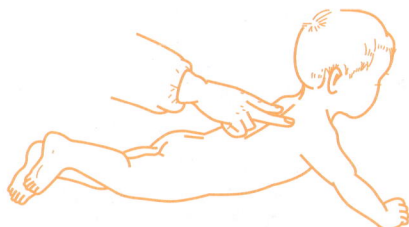

揉肺俞

5 分推肩胛骨：两手拇指分别置于两侧肺俞穴，自肩胛骨内缘从上向下分推。分推50次。

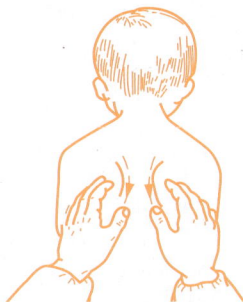

分推肩胛骨

分型配穴

证型		风寒咳嗽	风热咳嗽	内伤咳嗽
症状	主症	咳嗽有痰，鼻塞，流涕，头痛	咳嗽有痰，鼻塞，流涕，头痛	久咳，身微热或干咳少痰，或咳嗽痰多
	兼症	痰、涕清稀色白，恶寒重，无汗	痰、涕黄稠，稍怕冷，微汗出，口渴，咽痛，发热	食欲不振，神疲乏力，形体消瘦
	舌脉	苔薄白，脉浮紧	苔薄黄，脉浮数	舌质淡苔白或舌红少苔，脉细数
治法	治则	辛温解表，宣肺止咳	辛凉解表，宣肺止咳	健脾养肺，止咳化痰
	部位	头面、上肢、胸背部	头面、上肢、胸背部	上肢、胸背部

(1)风寒咳嗽：开天门30次、推坎宫30次、揉太阳30次、揉耳后高骨30次、清肺经200次、顺运内八卦200次、掐揉二扇门5次。

1 开天门：两拇指自下而上自两眉中点交替直推至前发际。推30次。

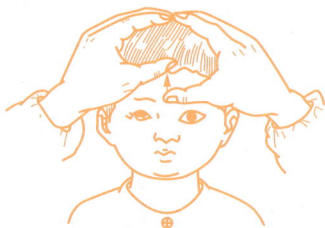

开天门

2 推坎宫：两拇指自眉心向两侧眉梢分推。推30次。

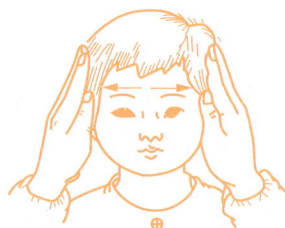

推坎宫

3 揉太阳：用中指端向耳方向揉太阳穴。揉30次。

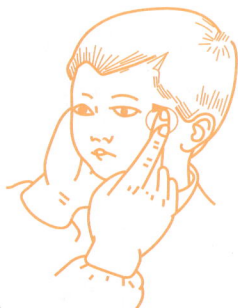

揉太阳

4 揉耳后高骨：用两拇指或中指端按揉乳突后缘高骨下凹陷中。揉30次。

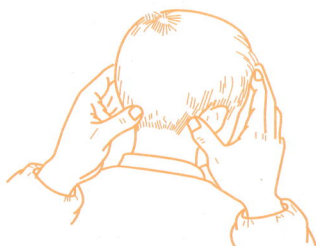

按揉耳后高骨

5 清肺经：医者用左手握患儿之左手，用右手拇指螺纹面贴在小儿无名指螺纹面做向心性直推。清200次。

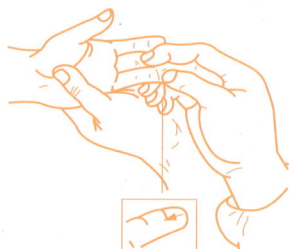

清肺经

6 顺运内八卦：用拇指面自乾向坎运至兑为一遍，在运至离时轻轻而过。运 200 次。

顺运内八卦

7 掐揉二扇门：以两拇指甲掐手背中指本节两旁陷中，继以揉之。掐揉 5 次。

掐揉二扇门

(2) 风热咳嗽：开天门 30 次、推坎宫 30 次、揉太阳 30 次、揉耳后高骨 30 次、清肺经 200 次、逆运内八卦 200 次、清天河水 300 次、退六腑 300 次。

1 开天门：两拇指自下而上自两眉中点交替直推至前发际。推 30 次。

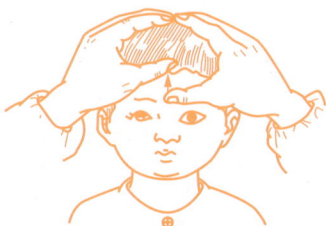

开天门

2 推坎宫：两拇指自眉心向两侧眉梢分推。推 30 次。

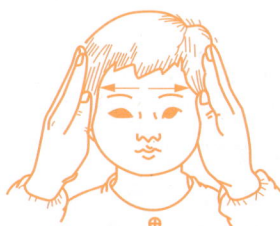

推坎宫

3 揉太阳：用中指端向耳方向揉太阳穴。揉 30 次。

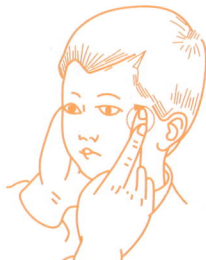

揉太阳

4 揉耳后高骨：用两拇指或中指端按揉乳突后缘高骨下凹陷中。揉 30 次。

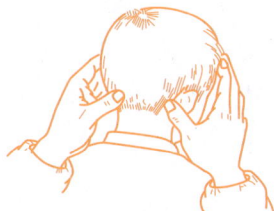

按揉耳后高骨

5 清肺经：医者用左手握患儿之左手，用右手拇指螺纹面贴在小儿无名指螺纹面做向心性直推。清 200 次。

清肺经

6 逆运内八卦：用拇指面自兑卦经坤卦运至乾卦为一遍，在运至离时轻轻而过。运 200 次。

逆运内八卦

7 清天河水：用食、中二指指腹，在前臂内侧正中从腕横纹起，推至肘横纹。清 300 次。

清天河水

8 退六腑：以食、中二指指腹，在前臂尺侧自肘关节推至掌根。推 300 次。

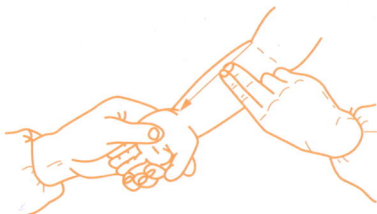

退六腑

(3) 内伤咳嗽：补脾经 200 次、补肺经 300 次、顺运内八卦 300 次、按揉足三里 50 次。

1 补脾经：医者用左手握患儿之左手，用右手拇指螺纹面贴在小儿拇指螺纹面上做旋推。补 200 次。

补脾经

2 补肺经：医者用左手握患儿之左手，用右手拇指螺纹面贴在小儿无名指螺纹面上做旋推。补 300 次。

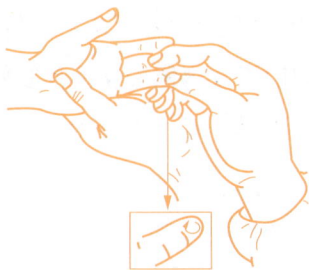

补肺经

3 顺运内八卦：用拇指面自乾向坎运至兑为一遍，在运至离时轻轻而过，称顺运八卦。运 300 次。

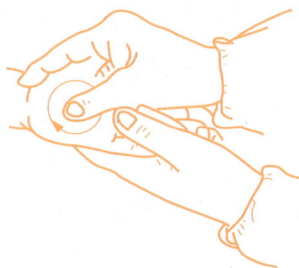

顺运内八卦

4 按揉足三里：用拇指按揉外侧膝眼下 3 寸，胫骨外侧约一横指处的足三里。按揉 50 次。

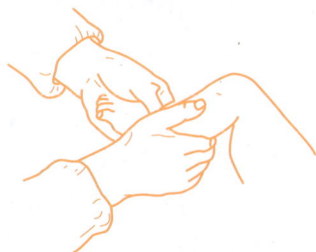

按揉足三里

疗程：每日推拿 1 次，10 次为 1 疗程，需连续治疗 2~3 个疗程。

（二）注意事项

1 加强锻炼，增强抗病能力。

2 注意气候变化，防止受凉，特别秋冬季节，注意胸、背、腹部保暖，以防外感。

3 注意保持室内空气流通，避免煤气、尘烟等刺激。

4 咳嗽期间，适当休息，多饮水，饮食宜清淡，避免腥、辣、油腻之品。

四、哮喘

哮喘，一般指呼吸急促、喘鸣有声、严重时张口抬肩、难以平卧，面白灰暗，唇指紫绀为主要表现的病证。临床上有广义和狭义之分，广义的哮喘包括心、肺多种疾病，狭义的哮喘是指支气管哮喘，本节仅指后者而言。支气管哮喘是小儿时期一种常见的慢性疾病，多因一些过敏因素或气候变化而反复发作，但多数患儿经过积极的治疗，并随生长发育到成熟期后，能逐渐康复。

（一）推拿治疗

> **主穴** 清肺经500次、推揉膻中200次、按弦走搓摩100次、揉肺俞200次、按揉天突200次、揉掌小横纹200次。

1 清肺经：医者用左手握患儿之左手，用右手拇指螺纹面贴在小儿无名指螺纹面做向心性直推。清500次。

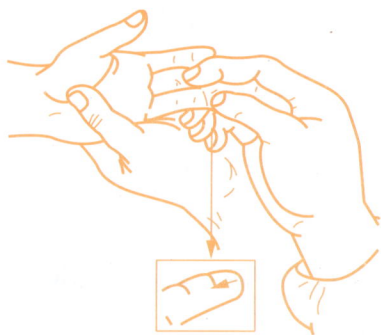

清肺经

2 推揉膻中：用中指指端揉两乳头连线之中点；再用两手拇指自两乳头连线之中点向两旁分推至乳头；然后用食指、中指自胸骨切迹向下推至剑突。各操作200次。

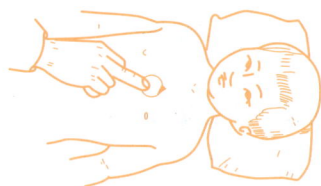

揉膻中

分推膻中

3 按弦走搓摩：患儿取坐位，操作者两手掌自患儿两腋下搓摩至天枢处。搓100次。

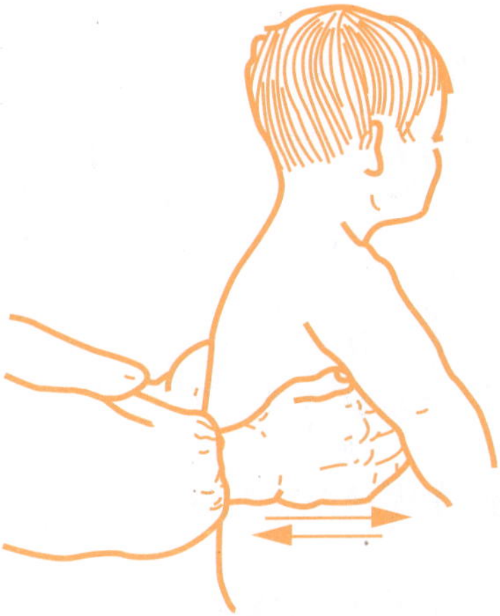

搓摩胁肋

4 揉肺俞：用两手拇指或食、中指指端揉第三胸椎棘突下旁开1.5寸的肺俞穴。揉200次。

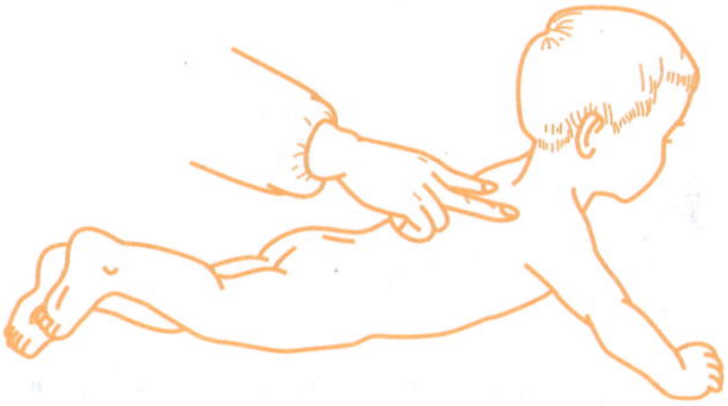

揉肺俞

5 按揉天突：用中指指端按或揉在胸骨切迹上缘，凹陷正中，或先按继而揉之。按揉200次。

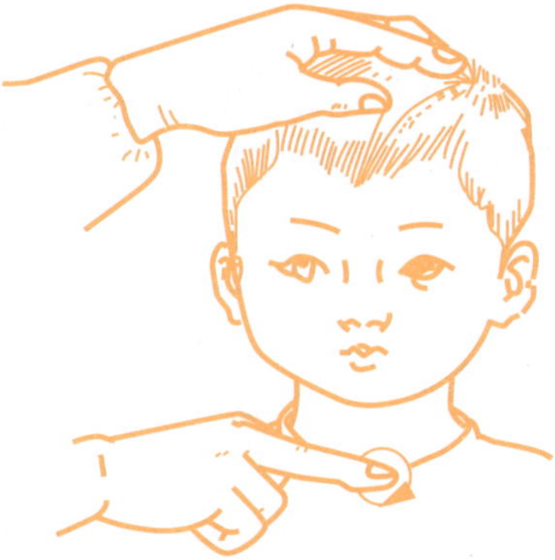

按揉天突

6 揉掌小横纹：以中指或拇指端按揉掌面小指根下，尺侧掌纹头的掌小横纹穴。揉200次。

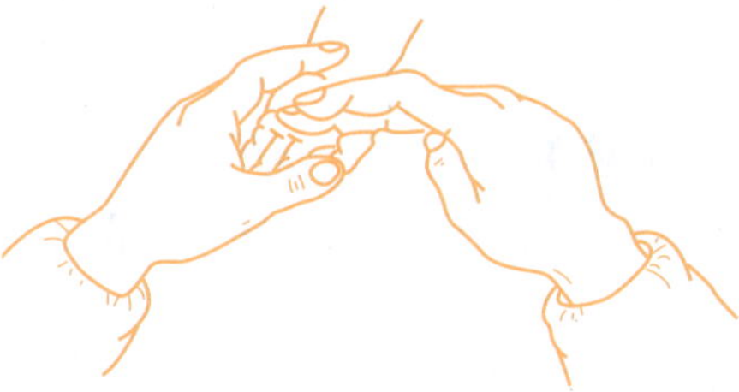

揉掌小横纹

分型
配穴

证型		寒喘	热喘
症状	主症	咳嗽气喘,喉间有痰鸣音,痰多白沫	咳嗽哮喘,声高息涌,咯痰稠黄,喉间哮吼痰鸣
	兼症	形寒肢冷,鼻流清涕,面色淡白,恶寒无汗	胸膈满闷,身热,面赤,口干,咽红,尿黄便秘
	舌脉	舌淡红,苔白滑,脉浮滑	舌质红,苔黄腻,脉滑数
治法	治则	温肺散寒,化痰定喘	清肺化痰,止咳平喘
	部位	胸部、上肢、背部	胸部、上肢、背部

(1)寒喘:顺运内八卦300次、推三关500次、揉外劳宫300次。

1 顺运内八卦:用拇指面自乾向坎运至兑为一遍,在运至离时轻轻而过。运300次。

2 推三关:用食、中二指并拢,自桡侧腕横纹起推至肘横纹处。推500次。

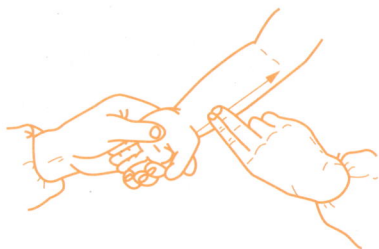

顺运内八卦

推三关

3 揉外劳宫:用中指端揉手背中,与内劳宫相对处。揉300次。

揉外劳宫

(2)**热喘**：逆运内八卦300次、清天河水300次、退六腑300次。

1 逆运内八卦：用拇指面自兑卦向坤卦逆运至乾卦为一遍，在运至离时轻轻而过。运300次。

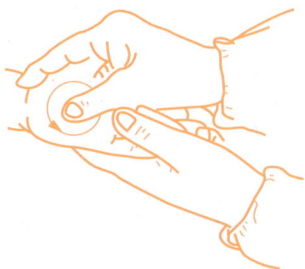

逆运内八卦

2 清天河水：用食、中二指指腹，在前臂内侧正中从腕横纹起，推至肘横纹。清300次。

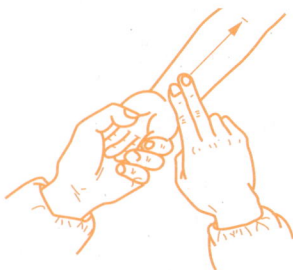

清天河水

3 退六腑：以食、中二指指腹，在前臂尺侧自肘关节推至掌根。300次。

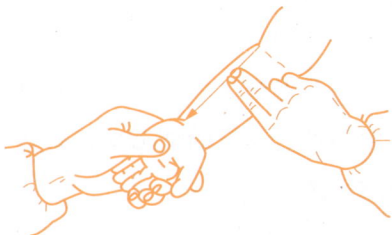

退六腑

疗程：发作期每日推拿2次，并同时配合药物治疗；缓解期每日推拿1次。10日为1疗程，坚持治疗3~5个疗程。

（二）注意事项

❶ 重视预防，避免各种诱发因素，适当进行体格锻炼，增强体质。

❷ 注意气候影响，做好防寒保暖工作，冬季外出应戴口罩。尤其气候转变或换季时，要预防感冒诱发哮喘。有外感病证要及时治疗。

③ 发病季节，防止活动过度和情绪激动，以免诱发哮喘。

④ 居室宜空气流通，阳光充足。冬季要和暖，夏季要凉爽通风。避免接触特殊气味。

⑤ 饮食宜清淡而富有营养，忌进生冷油腻、辛辣酸甜以及海鲜鱼虾等可能引起过敏的食物，以免诱发哮喘。

⑥ 注意心率、脉象变化，防止哮喘大发作产生。

五、暑热证

暑热证又称夏季热，是由于小儿不耐暑气的熏蒸，蕴于肺胃，以致长期发热、汗闭、口渴、多尿。其特点为体温常随气温的变化而升降，为季节性疾病，多见于 2 ～ 5 岁的体弱儿童。西医学认为，婴幼儿中枢神经系统发育不全，其对体温的调节功能较差，每于夏天炎热季节而发病，且多见于我国南方地区。

（一）临床表现

长期发热不退，一般达 38℃ ～ 40℃，且随外界气候变化而变，气温升高，体温随之升高。早晚气温低或天气风凉时，体温随之下降。临床上可见口渴、多尿、汗闭或少汗，伴食欲减退、精神萎窍、抵抗力低下而并发其他病证。

（二）推拿治疗

治则：泄热祛暑，开窍醒神。

处方：清肺经300次、清胃经300次、补肾经300次、推三关100次、退六腑300次、清天河水300次、推脊300次、揉二扇门300次。

1 清肺经：用左手握患儿之左手，用右手拇指螺纹面贴在小儿无名指螺纹面做向心性直推。清300次。

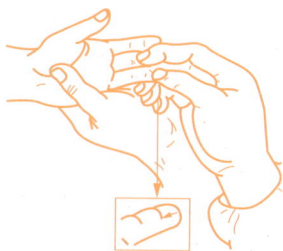

清肺经

2 清胃经：拇指或食指在大鱼际桡侧自掌根推向拇指根。清300次。

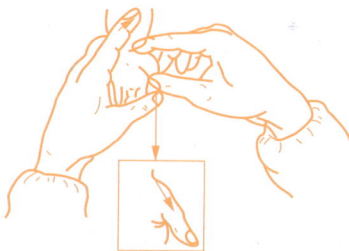

清胃经

3 补肾经：医者用左手握患儿之左手，用右手拇指螺纹面贴在小儿小指螺纹面上做旋推。补300次。

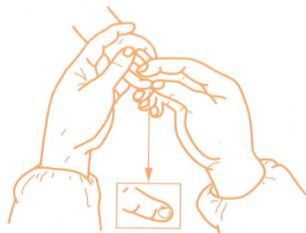

补肾经

4 推三关：用食、中二指并拢，自桡侧腕横纹起推至肘横纹处。推100次。

推三关

5 退六腑：以食、中二指指腹，在前臂尺侧自肘关节推至掌根。推300次。

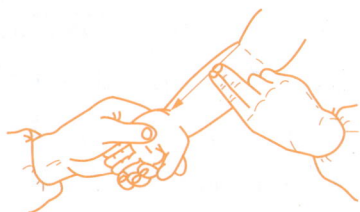

退六腑

6 清天河水：用食、中二指指腹，在前臂内侧正中从腕横纹起，推至肘横纹。清300次。

清天河水

7 推脊：用食、中指腹自上而下由大椎推至长强。推 300 次。

8 揉二扇门：用两拇指端手背中指本节两旁陷中。揉 300 次。

推脊

揉二扇门

疗程： 每日推拿治疗 1 次，10 次为 1 个疗程，需连续治疗 2~3 个疗程。

（三）注意事项

❶ 注意防治各种疾病，特别是麻疹、泄泻、肺炎、疳证等，病后注意调理，恢复体质。

❷ 改善居住环境，注意调节室内温度，保持凉爽，或易地避暑。

❸ 注意营养，饮食宜清淡，多补充水分，可用西瓜汁、银花露、绿豆汤等代茶。高热时可适当用物理降温，常洗温水浴，可帮助发汗降温。避免着凉、中暑，防止并发症。

六、百日咳

百日咳是由百日咳杆菌引起的急性呼吸道传染病，是小儿时期常见的呼吸道传染病之一。本病四季都可发生，多在冬、春季节流行。临床以阵发性痉挛性咳嗽，咳后有特殊的吸气性吼声，即鸡鸣样的回声，最后倾吐痰沫而止为特征。百日咳的传染性非常强，在发病 3~4 周内传染性最强。百日咳杆菌在患儿的呼吸道生长繁殖，当患儿说话、哭叫、咳嗽时，百日咳杆菌就随着飞沫在空气中传播。百日咳并非要咳嗽一百天，而是形容其病程较长，一般要持续 4～6 周。患过百日咳病后，可以获得持久的免疫力。中医称百日咳为"顿咳""鹭鸶咳"，因其传染性很强，又称"疫咳"。临床一般分为三期：初咳期、痉咳期和恢复期。本病多见于 5 岁以下的小儿，年龄越小，越易诱发肺炎等严重并发症，若无并发症，预后一般良好，患病后可获得持久免疫力。

（一）推拿治疗

> **主穴** 开天门 30 次、推坎宫 30 次、揉太阳 30 次、揉耳后高骨 30 次、清肺经 100 次、按揉天突 50 次、分推膻中 100 次、按弦走搓摩 100 次。

1 开天门：两拇指自下而上自两眉中点交替直推至前发际。推 30 次。

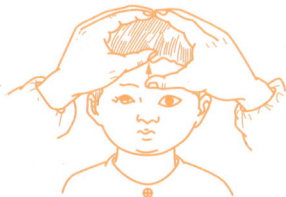

开天门

2 推坎宫：两拇指自眉心向两侧眉梢分推。推 30 次。

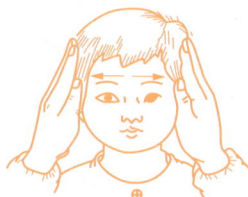

推坎宫

3 揉太阳：用中指端向耳方向揉太阳穴。揉 30 次。

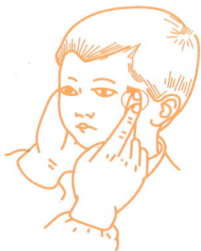

揉太阳

4 揉耳后高骨：用两拇指或中指端按揉乳突后缘高骨下凹陷中。揉 30 次。

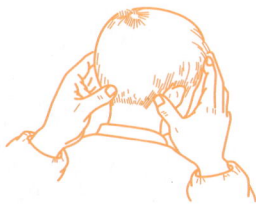

按揉耳后高骨

5 清肺经：医者用左手握患儿之左手，用右手拇指螺纹面贴在小儿无名指螺纹面做向心性直推。清300次。

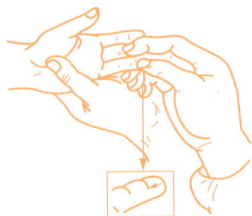

清肺经

6 按揉天突：按揉天突，用中指指端按揉在胸骨切迹上缘凹陷正中，先按继而揉之。按揉50次。

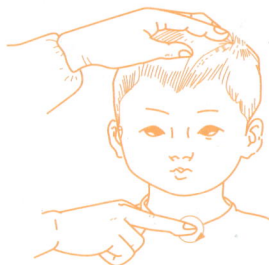

按揉天突

7 分推膻中：两手拇指自两乳头连线之中点向两旁分推至乳头。分推100次。

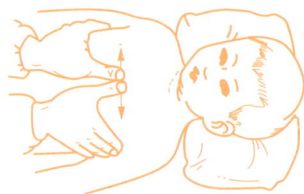

分推膻中

8 按弦走搓摩：患儿取坐位，操作者两手掌自患儿两腋下搓摩至天枢处。搓100次。

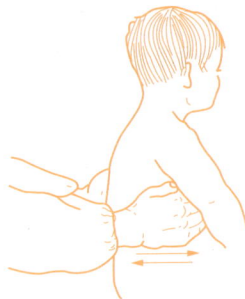

按弦走搓摩

分型配穴

证型		初咳期	痉咳期	恢复期
症状	主症	本病初起形似感冒，出现咳嗽、流涕、发热等症状2~3天后，上述症状逐渐减轻，而咳嗽症状日益加重，	从发病的第二周开始。阵咳连声，夜重于昼，咳声短促，连续十数声而无吸气之间隙，继之咳嗽暂停，伴以	咳嗽发作次数和持续时间逐渐减少，特殊回声亦逐渐消失。如无并发症，2~3周可恢复健康，在痉愈

证型		初咳期	痉咳期	恢复期
症状	主症	常为日轻夜重,咳声不扬,咳嗽以夜间为重,但尚未出现阵发性、痉挛性咳嗽	深长吸气,当深吸气时,发出一种特殊的鸡鸣样回声。如此反复数次或数十次,最终排出大量呼吸道分泌物、胃内容物。每日重复数次或十数次,夜间尤甚。本期为期3～6周	后的一段时间内,如再有呼吸道感染时,可出现伴有特殊回声的百日咳样咳嗽
	兼症	痰稀白,量不多,或痰不易咳出	涕泪流出,弯腰曲背、胸胁疼痛,头额汗出;眼泡浮肿,甚则面红目赤,或出现鼻出血或痰中带血	身体虚弱、无力,不愿饮食,易烦躁
	舌脉	舌苔薄白,指纹红	舌质偏红,舌苔黄腻,脉滑数、指纹紫红而滑	舌质淡红、苔少或光剥无苔,脉细数,指纹淡滞
治法	治则	疏风宣肺,理气化痰	清热化痰,平肝定喘	补肺健脾,益气养阴
	部位	头面、胸部、上肢	头面、胸腹部、上肢	头面、胸腹部、上肢

(1)初咳期:揉一窝风100次、揉二扇门50次、顺运内八卦50次、揉掌小横纹100次、清天河水300次。

揉一窝风:以中指或拇指端按揉手背腕横纹中央之凹陷中。揉100次。

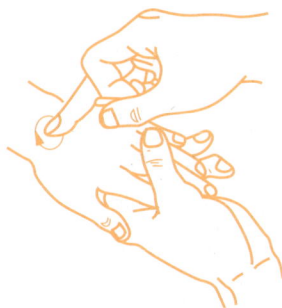

揉一窝风

2 揉二扇门：用两拇指端揉手背中指本节两旁陷中。揉50次。

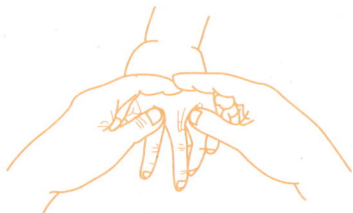

揉二扇门

3 顺运内八卦：用拇指面自乾向坎运至兑为一遍，在运至离时轻轻而过。运50次。

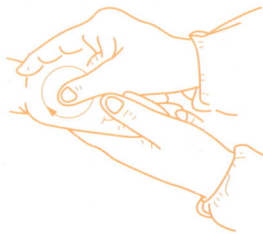

顺运内八卦

4 揉掌小横纹：以中指或拇指端按揉掌面小指根下，尺侧掌纹头的掌小横纹穴。揉100次。

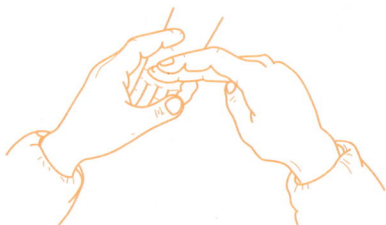

揉掌小横纹

5 清天河水：用食、中二指指腹，在前臂内侧正中从腕横纹起，推至肘横纹。清300次。

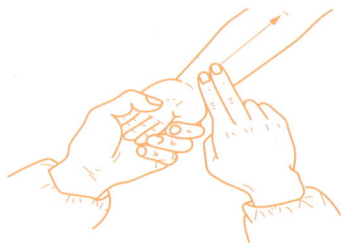

清天河水

(2)痉咳期：清肝经300次、清胃经300次、逆运内八卦50次、揉小天心50次、退六腑100次。

1 清肝经：医者用左手握患儿之左手，用右手拇指螺纹面贴在小儿食指螺纹面上做向心直推。清300次。

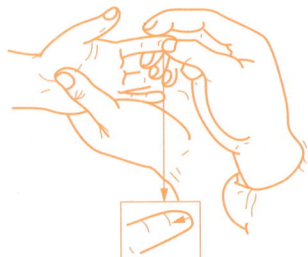

清肝经

2 清胃经：用拇指或食指在大鱼际桡侧自掌根推向拇指根。清300 次。

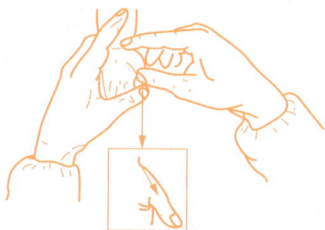

清胃经

3 逆运内八卦：用拇指面自兑卦向坤卦运至乾卦为一遍，在运至离时轻轻而过。运50 次。

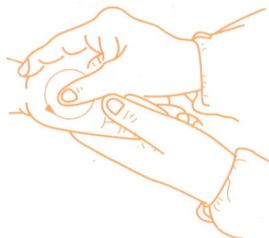

逆运内八卦

4 揉小天心：以拇指或中指端揉大小鱼际交接之凹陷中。揉50 次。

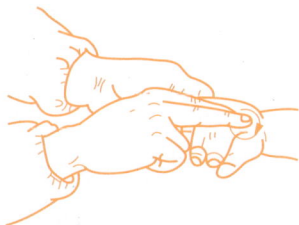

揉小天心

5 退六腑：以食、中二指指腹，在前臂尺侧自肘关节推至掌根。退100 次。

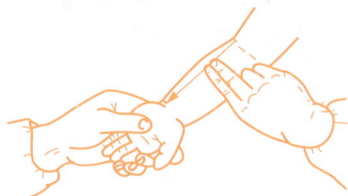

退六腑

(3)恢复期：补脾经300 次、揉二马300 次、分手阴阳100 次、推三关200 次、摩中脘50 次。

1 补脾经：医者用左手握患儿之左手，用右手拇指螺纹面贴在小儿拇指螺纹面上做旋推。补300 次。

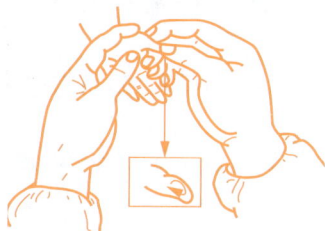

补脾经

2 揉二马：双拇指指端揉手掌背面，第四、五掌骨小头后陷中。揉300 次。

掐揉二马

3 分手阴阳：医者用两拇指自掌后横纹中（总筋）向两旁分推。分推100次。

分阴阳

4 推三关：用食、中二指并拢，自桡侧腕横纹起推至肘横纹处。推200次。

推三关

5 摩中脘：用掌心或四指摩脐上4寸的中脘穴。摩50次。

摩中脘

疗程：每日推拿治疗1~2次，直至治愈为止。

（二）注意事项

① 按时接种白百破三联疫苗。小儿在疾病流行期间避免去公共场所，注意备戴口罩。发现百日咳患儿，及时隔离4~7周。

② 与百日咳病儿有接触史的易感儿应观察3周，并服中药预防，如鱼腥草或鹅不食草，任选一种，15~20g，水煎，连服5天。

③ 患儿居室空气新鲜，但又要防止受凉，避免烟尘、异味刺激，诱发痉咳。

④ 患儿要注意休息，保证充足睡眠，保持心情愉快，防止精神刺激、情绪波动。

⑤ 饮食富营养易消化,避免煎炸辛辣酸咸等刺激性食物。宜少食多餐,防止剧咳时呕吐。

⑥ 幼小患儿要注意防止呕吐物呛入气管,避免引起窒息。

七、婴儿腹泻

泄泻是以脾胃功能失调,引起大便稀薄或如水样,便次增多为其主症的病症,兼有未消化的乳食残渣及黏液为特征。本病四季皆可发生,尤以夏、秋两季为多,如治疗失时或治疗不当,可危及生命;如久泻不愈,常导致营养不良,影响生长发育。

(一)推拿治疗

主穴 ▶ 补脾经 300 次、摩腹 5 分钟、揉脐 5 分钟、揉龟尾 100 次、捏脊 5 遍。

1 补脾经:医者用左手握患儿之左手,用右手拇指螺纹面贴在小儿拇指螺纹面上做旋推。补 300 次。

补脾经

2 摩腹:用掌面或四指逆时针摩腹部。摩 5 分钟。

逆时针摩腹

3 揉脐：用中指端或掌根逆时针揉肚脐。揉5分钟。

揉脐

4 揉龟尾：用中指或拇指端揉尾骨端的龟尾穴。揉100次。

揉龟尾

5 捏脊：双手用捏法自下而上沿脊柱两侧由长强捏至大椎穴。捏5遍。

a.三指捏脊

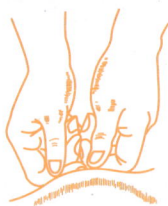

b.二指捏脊

分型配穴

证型		寒湿泻	湿热泻	伤食泻	脾虚泻	肾虚泄
症状	主症	大便清稀多沫，色淡不臭，肠鸣腹痛	腹痛即泻，急迫暴注，色黄褐热臭	腹痛胀满，泻前哭闹，泻后痛减，大便量多酸臭	久泻不愈，或经常反复发作	面色㿠白，大便水样，次数频多，甚则腹泻不止，完谷不化
	兼症	面色淡白，口不渴，小便清长	身有微热，口渴，尿少色黄	口臭纳呆，或伴呕吐酸馊	面色苍白，食欲不振，便稀夹有奶块及食物残渣，或每于食后即泻	四肢厥冷，甚则昏不认人
	舌脉	苔白腻，脉濡，指纹色红	苔黄腻，脉滑数，指纹色紫	苔厚或垢腻，脉濡	舌淡苔薄，脉濡	舌淡苔白，脉软弱无力，甚则脉微欲绝
治法	治则	温中散寒，化湿止泻	清热利湿，调中止泻	消食导滞，和中助运	健脾益气，温阳止泻	温阳止泻，回阳救逆
	部位	上肢、腹部、背部	上肢、腹部、背部	上肢、腹部、背部	上肢、腹部、背部	上肢、腹部、背部

(1)寒湿泻:揉外劳宫100次、揉一窝风200次、揉天枢100次。

1 揉外劳宫:用中指端揉手背中,与内劳宫相对处。揉100次。

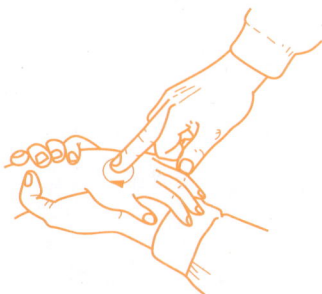

2 揉一窝风:以中指或拇指端按揉手背腕横纹中央之凹陷中。揉200次。

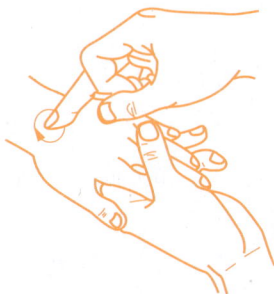

揉外劳宫

揉一窝风

3 揉天枢:用食、中指端按揉肚脐旁2寸的天枢穴。揉100次。

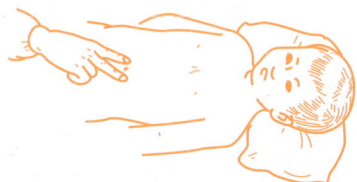

揉天枢

(2)湿热泻:清脾经300次、清大肠300次、退六腑300次、推下七节骨100次。

1 清脾经:医者用左手握患儿之左手,用右手拇指螺纹面贴在小儿拇指螺纹面做向心性直推。清300次。

清脾经

2 清大肠：用右手拇指桡侧面，自虎口直推至指尖。清 300 次。

清大肠

3 退六腑：以食、中二指指腹，在前臂尺侧自肘关节推至掌根。退 300 次。

退六腑

4 推下七节骨：用拇指桡侧面或食、中指腹自第四腰椎向尾骨端（长强）直推。推 100 次。

推下七节骨

(3)伤食泻：清脾经300次、清大肠300次、揉板门50次、分腹阴阳30次。

1 清脾经：医者用左手握患儿之左手，用右手拇指螺纹面贴在小儿拇指螺纹面做向心性直推。清 300 次。

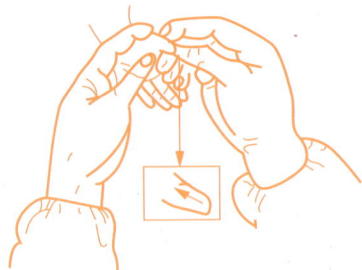

清脾经

2 清大肠：用右手拇指桡侧面，自虎口直推至指尖为清。清 300 次。

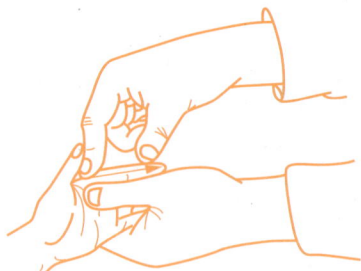

清大肠

3 揉板门：用左手托住患儿之左手，用右手拇指或食指在大鱼际平面的中点上作揉法。揉50次。

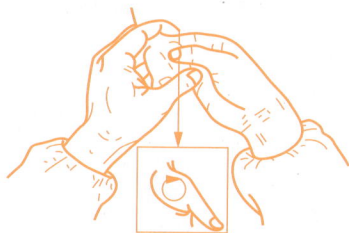

揉板门

4 分腹阴阳：患儿取仰卧或坐位，操作者用两拇指端沿肋弓角边缘或自中脘至脐，向两旁分推。分推30次。

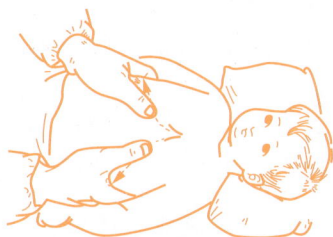

分腹阴阳

(4)脾虚泻：顺运内八卦50次、揉脾俞100次、推三关300次。

1 顺运内八卦：用拇指面自乾向坎运至兑为一遍，在运至离时轻轻而过。运50次。

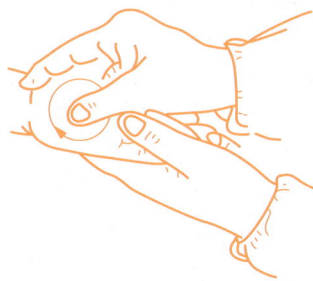

顺运内八卦

2 揉脾俞：用食中二指揉第十一胸椎棘突下，旁开1.5寸的脾俞穴。揉100次。

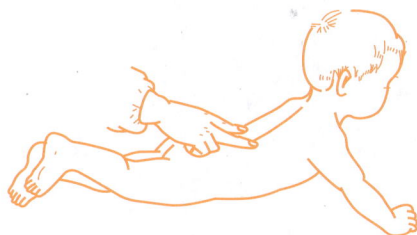

揉脾俞

3 推三关：用食、中二指并拢，自桡侧腕横纹起推至肘横纹处。推300次。

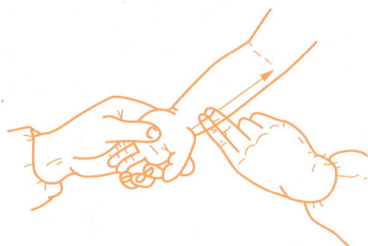

推三关

(5)肾虚泄:补肾经300次、推三关300次、补大肠300次、顺运内八卦300次、50次。

1 补肾经:医者用左手握患儿之左手,用右手拇指螺纹面贴在小儿小指螺纹面上做旋推。补300次。

补肾经

2 推三关:用食、中二指并拢,自桡侧腕横纹起推至肘横纹处。推300次。

推三关

3 补大肠:用右手拇指桡侧面,自指尖直推至虎口为补大肠。补300次。

补大肠

4 顺运内八卦:用拇指面自乾向坎运至兑为一遍,在运至离时轻轻而过。运300次。

顺运内八卦

5 按揉百会:用指端或掌心按揉头顶正中线与两耳尖连线之交点的百会穴。按揉50次。

按揉百会

疗程: 每日推拿治疗1次。轻型腹泻,一般1~3次痊愈;迁延性腹泻,10次为1个疗程;重型腹泻,当以药物治疗为主,配合推拿治疗。

(二)注意事项

1. 注意饮食卫生,食品应新鲜、清洁,不吃变质食品,不要暴饮暴食。饭前、便后要洗手,餐具要卫生。

2. 提倡母乳喂养,不宜在夏季及小儿有病时断奶,遵守添加辅食的原则,注意科学喂养。

3. 加强户外活动,注意气候变化,及时增减衣服,防止腹部受凉。

4. 适当控制饮食,减轻胃肠负担,吐泻严重及伤食泄泻患儿可暂时禁食6~8小时,以后随着病情好转,逐渐增加饮食量。忌食油腻、生冷及不易消化的食物。

5. 保持皮肤清洁干燥,勤换尿布。每次大便后,宜用温水清洗臀部,并扑上爽身粉。防止发生红臀。

6. 小儿若出现面色苍白、眼眶凹陷、呕吐频繁、少尿无尿、精神萎靡等症,宜配合中西医药物治疗,以免贻误病情,危及生命。

八、痢疾

痢疾是以腹痛、腹泻、里急后重、便下赤白为主要症状的一种儿科常见肠道传染病,多流行于夏秋季节,2~7岁的儿童发病率较高。系感受暑湿热邪或寒湿之邪所致。若感受时邪疫毒,则发病急剧,突然发热,神昏惊厥,此多见于疫毒痢。本病发病急,变化快,病情凶险,因此临诊时必须积极抢救。

（一）推拿治疗

> **主穴** 清胃经 100 次、清大肠 200 次、清小肠 200 次、顺时针摩腹 5 分钟、揉天枢 100 次、按揉足三里 50 次。

1 清胃经：用拇指或食指在大鱼际桡侧自掌根推向拇指根。清 100 次。

2 清大肠：医者用右手拇指桡侧面，自虎口直推至指尖为清大肠。清 200 次。

清胃经

清大肠

3 清小肠：用拇指自小指尺侧指根向指尖直推为清小肠。清 200 次。

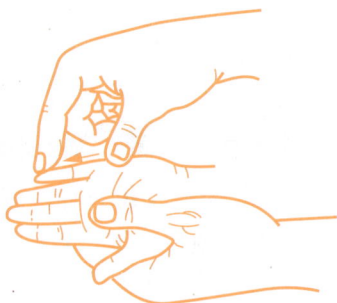

4 顺时针摩腹：用掌面或四指顺时针摩腹部。摩 5 分钟。

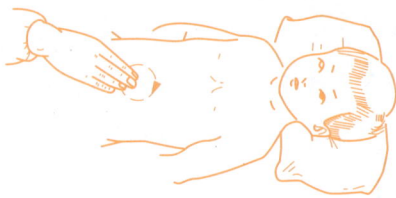

清小肠

顺时针摩腹

5 揉天枢：用食、中指端按揉肚脐旁2寸的天枢穴。揉100次。

6 按揉足三里：用拇指按揉外侧膝眼下3寸，胫骨外侧约一横指处的足三里。按揉50次。

揉天枢

按揉足三里

分型配穴

	证型	湿热痢	寒湿痢	久痢	虚寒痢
症状	主症	腹痛剧烈，便下赤白，里急后重	腹痛隐隐，便下白色黏冻，白多红少	下痢迁延日久，或痢疾后期，午后潮热，下痢赤白稠黏，里急欲便，量少难下，或常虚坐努责	下利稀薄，混有黏液，或滑脱不禁
	兼症	便时哭闹不安，肛门灼热，壮热烦渴，甚则惊厥，小便短赤	食少神疲，畏寒腹胀	腹痛绵绵，心烦口干，手足心热，形体消瘦，小便短黄	面色白，形寒肢冷，神疲乏力，小便清长
	舌脉	舌赤，唇干，苔薄黄腻，指纹深紫	苔白腻，指纹色红	舌质干红，苔少，脉细数	舌质淡，苔薄，脉沉细
治法	治则	清热化湿，理气通滞	温中祛寒，健脾化湿	养阴清热，和血止痢	温补脾肾，涩肠固脱
	部位	上肢、腹部、背腰部、下肢	上肢、腹部、下肢	上肢、腹部、下肢	上肢、腹部、背腰部、下肢

(1)**湿热痢**：逆运内八卦200次、分手阴阳100次、推下七节骨100次、退六腑300次。

1 逆运内八卦：用拇指面自兑卦向坤卦运至乾卦为一遍，在运至离时轻轻而过。运200次。

逆运内八卦

2 分手阴阳：用两拇指自掌后横纹中（总筋）向两旁分推。分推100次。

分阴阳

3 推下七节骨：用拇指桡侧面或食、中指腹自第四腰椎向尾骨端（长强）直推。推100次。

推下七节骨

4 退六腑：以食、中二指指腹，在前臂尺侧自肘关节推至掌根。退300次。

退六腑

(2)**寒湿痢**：揉外劳宫100次、揉天枢100次、推三关300次。

1 揉外劳宫：用中指端揉手背中，与内劳宫相对处。揉 100 次。

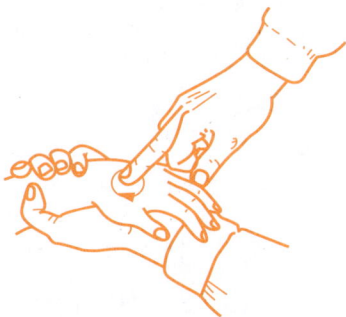

揉外劳宫

2 揉天枢：用食、中指端按揉肚脐旁 2 寸的天枢穴。揉 100 次。

揉天枢

3 推三关：用食、中二指并拢，自桡侧腕横纹起推至肘横纹处。推 300 次。

推三关

(3) 久痢：揉二马 50 次、清心经 200 次、揉三阴交 50 次、揉涌泉 100 次。

1 揉二马：拇指指端揉手掌背面，第四、五掌骨小头后陷中。揉 50 次。

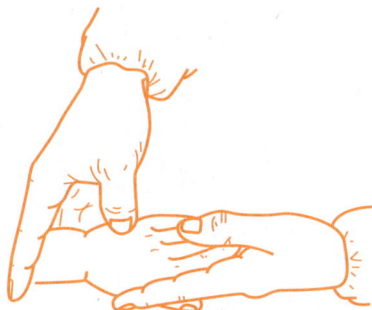

揉二马

2 清心经：医者用左手握患儿之左手，用右手拇指螺纹面贴在小儿中指螺纹面上做向心直推。清200次。

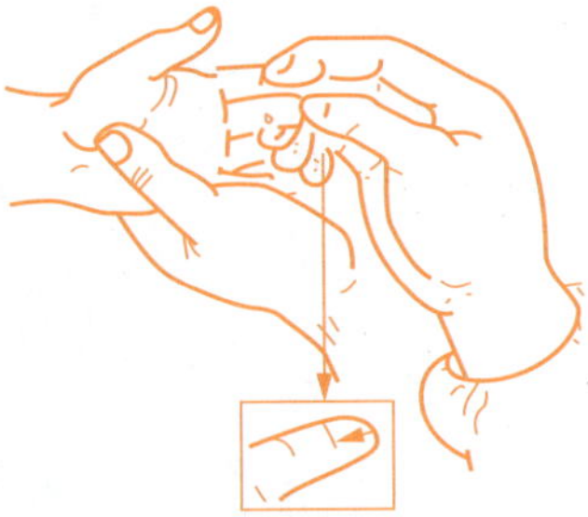

清心经

3 揉三阴交：用拇指或中指端按揉内踝尖直上3寸的三阴交穴。揉50次。

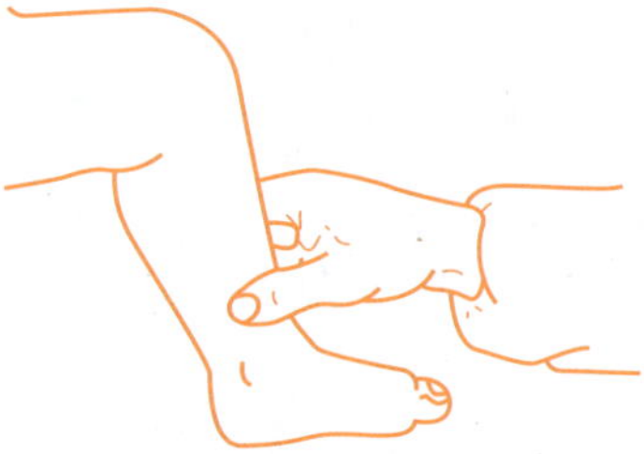

揉三阴交

4 揉涌泉：用拇指端按揉足掌心前1/3凹陷处的涌泉穴。揉100次。

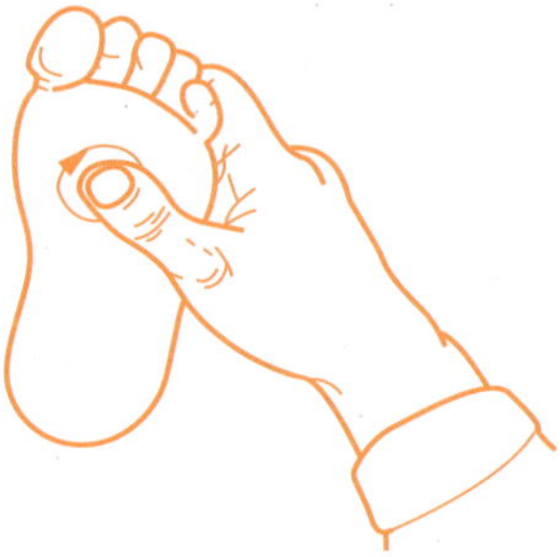

揉涌泉

(4)虚寒痢：补脾经300次、补肺经300次、补肾经300次、顺运内八卦50次、推上七节骨100次。

1 补脾经：医者用左手握患儿之左手，用右手拇指螺纹面贴在小儿拇指螺纹面上做旋推。补300次。

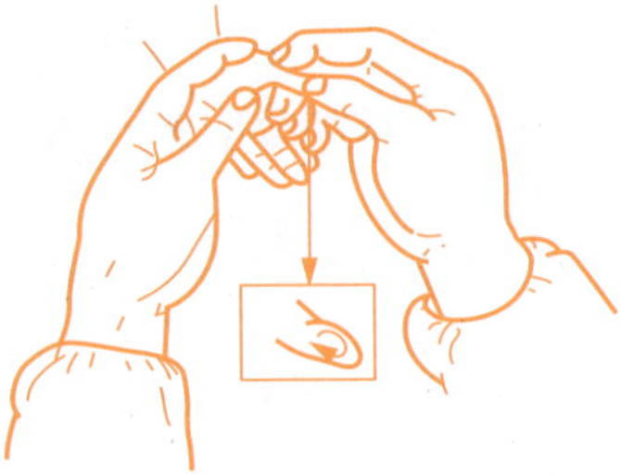

补脾经

2 补肺经：医者用左手握患儿之左手，用右手拇指螺纹面贴在小儿无名指螺纹面上做旋推。补300次。

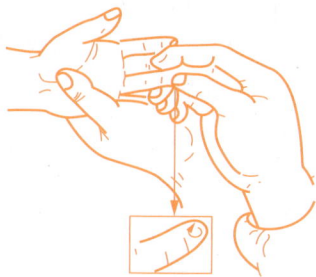

补肺经

3 补肾经：医者用左手握患儿之左手，用右手拇指螺纹面贴在小儿小指螺纹面上做旋推。补300次。

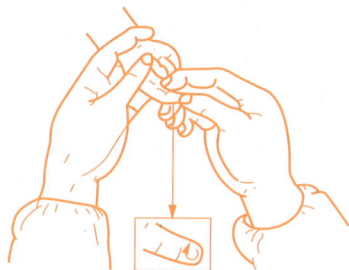

补肾经

4 顺运内八卦：用拇指面自乾向坎运至兑为一遍，在运至离时轻轻而过。运50次。

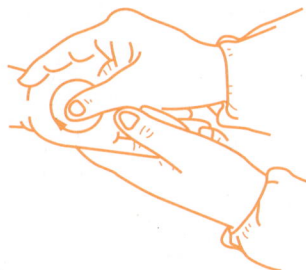

顺运内八卦

5 推上七节骨：医者用拇指桡侧面或食、中指腹自尾骨端（长强）向第四腰椎直推。推100次。

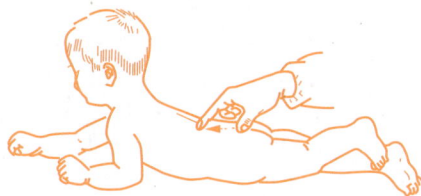

推上七节骨

疗程：每日推拿治疗2次，直至痊愈。

（二）注意事项

① 做好消毒隔离，餐具单独使用，避免交叉感染。

② 保持小儿臀部清洁，勤洗手，勤换衣，注意个人卫生，防止病从口入。

③ 饮食宜清淡，以易消化的半流质如米粥、面汤等为主。

④ 注意观察病情变化，出现危重症状，应立即送医院治疗。

九、腹痛

腹痛指胃脘以下，脐之四旁以及耻骨以上的部位发生疼痛的症状，是临床上小儿常见证候。可见于任何年龄与季节。腹痛涉及范围甚广，许多内科、外科疾病，均可出现腹痛的症状。本节主要对较为常见的小儿寒、积、虚、瘀四种腹痛进行辨证论治。至于急腹症、肠内寄生虫、痢疾、泄泻等所致的腹痛，则不包括于内。

（一）推拿治疗

主穴 摩腹 5 分钟、揉脐 100 次、拿肚角 5 次、按揉足三里 50 次。

1 摩腹：患儿取仰卧位，操作者用掌面或四指摩腹部。摩 5 分钟。

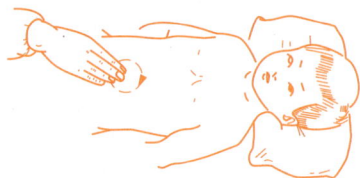

摩腹

2 揉脐：操作者用中指端或掌根揉肚脐。揉 100 次。

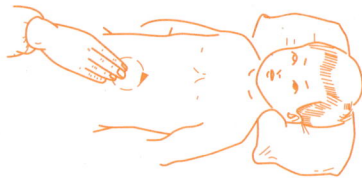

揉脐

3 拿肚角：患儿仰卧，医者用拇、食、中三指向深处拿脐下 2 寸，旁开 2 寸两大筋。拿 5 次。

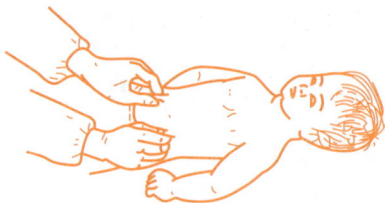

拿肚角

4 按揉足三里：用拇指按揉外侧膝眼下 3 寸，胫骨外侧约一横指处的足三里。按揉 50 次。

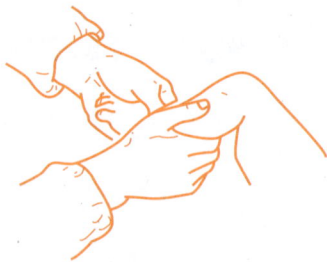

按揉足三里

分型
配穴

证型		寒痛	伤食痛	虫痛	虚寒腹痛
症状	主症	腹痛急暴,哭叫不安,常在受凉或饮食生冷后发生,遇冷更剧,得热较舒	腹部胀满疼痛,拒按,厌食,嗳腐吞酸,恶心呕吐,矢气频作	腹痛突然发作,以脐周为甚,时发时止,有时可在腹部摸到蠕动之块状物,时隐时现	腹痛隐隐,喜温喜按
	兼症	面色青白,或兼大便清稀	腹泻或便秘	有便虫病史,小儿消瘦,食欲不佳,或嗜食异物。如蛔虫窜行胆道则痛如钻顶,时发时止,伴见呕吐	面色萎黄,形体消瘦,食欲不振,易发腹泻
	舌脉	舌淡苔白滑,指纹色红	苔厚腻,脉滑	舌暗,脉弦	舌淡苔薄,指纹色淡
治法	治则	温中理气,散寒止痛	消食导滞,和中止痛	温中行气,安蛔止痛	温补脾胃,益气止痛
	部位	上肢、腹部、下肢	上肢、腹部、下肢	上肢、腹部、下肢	上肢、腹部、背部、下肢

(1)**寒痛:**揉一窝风150次、推三关200次、揉外劳宫50次。

揉一窝风:以中指或拇指端按揉手背腕横纹中央之凹陷中。按揉150次。

揉一窝风

2 推三关：用食中二指并拢，自桡侧腕横纹起推至肘横纹处。推 200 次。

推三关

3 揉外劳宫：医者用中指端揉手背中，与内劳宫相对处。按揉 50 次。

揉外劳宫

(2)伤食痛：清脾经 100 次、清胃经 300 次、清大肠 200 次、揉板门 100 次。

1 清脾经：医者用左手握患儿之左手，用右手拇指螺纹面贴在小儿拇指螺纹面上做向心性直推。清 100 次。

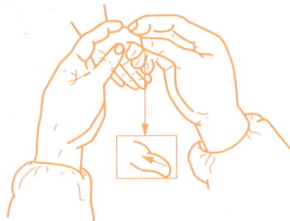

清脾经

2 清胃经：用拇指或食指在大鱼际桡侧自掌根推向拇指根。清 300 次。

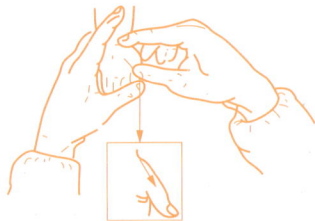

清胃经

3 清大肠：操作者用右手拇指桡侧面，自虎口直推至食指指尖。清 200 次。

清大肠

4 揉板门：用左手托住患儿之左手，用右手拇指或食指在大鱼际平面的中点上作揉法。揉 100 次。

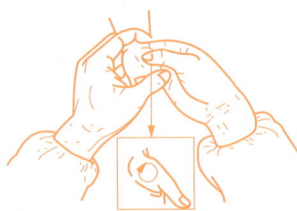

揉板门

(3) 虫痛：揉二马50次、清心经200次、揉三阴交30次、揉涌泉100次。

1 揉二马：拇指指端揉手掌背面，第四、五掌骨小头后陷中。揉50次。

揉二马

2 清心经：医者用左手握患儿之左手，用右手拇指螺纹面贴在小儿中指螺纹面上做向心直推。清200次。

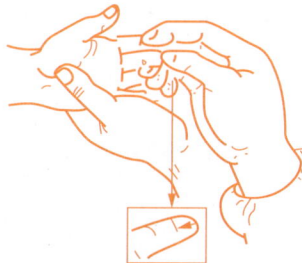

清心经

3 揉三阴交：用拇指或中指端按揉内踝尖直上3寸。揉30次。

揉三阴交

4 揉涌泉：用拇指端按揉足掌心前1/3凹陷处的涌泉穴。揉100次。

揉涌泉

(4) 虚寒腹痛：补胃经300次、补大肠200次、揉丹田50次、按揉脾俞100次。

1 补胃经：用拇指或食指在大鱼际桡侧自拇指根推向掌根。补300次。

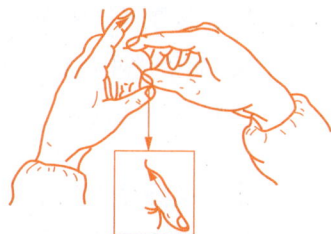

补胃经

2 补大肠：医者用右手拇指桡侧面，自指尖直推至虎口。补 300 次。

补大肠

3 摩揉丹田：掌根揉或四指摩揉小腹部，脐下 2.5 寸的丹田穴。揉 50 次。

摩揉丹田

4 按揉脾俞：用拇指或中指揉第十一胸椎棘突下，旁开 1.5 寸的脾俞穴。按揉 100 次。

揉脾俞

疗程：每日推拿治疗 1～2 次，每次 15～20 分钟，直至腹痛消失。

（二）注意事项

❶ 注意饮食卫生，"乳贵有时，食贵有节"，勿暴饮暴食及过食生冷之品。

❷ 注意腹部保暖，勿受风寒。

❸ 发现腹痛及时就医，以免贻误病情。小儿腹痛对小儿健康威胁很大，如处理不及时，可能会造成严重后果。治疗小儿腹痛的关键是诊断及时、准确。

❹ 小儿腹痛时千万不要随便使用镇痛药，否则会掩盖发病时的症状，影响对病情的观察，以致延误诊断和治疗。

十、呕吐

呕吐是小儿常见的一种症状，很多疾病可出现呕吐，凡食物从口中而吐，有声有物者称为呕吐。小儿哺乳后，乳汁随口角溢出称溢乳，一般不属病态。此外，呕吐又是某些急性传染病和某些急腹症的先兆症状，某些消化道畸形也可发生呕吐，不属本证论述范围。本证发病无年龄和季节限制，但夏秋季节易于患病。本节主要对因伤食、胃寒、胃热等引起的呕吐进行辨证施治。

（一）推拿治疗

> **主穴** 横纹推向板门 100 次，揉中脘 50 次，顺时针摩腹 5 分钟，揉足三里 50 次。

1 横纹推向板门：医者用左手托住患儿之左手以右手拇指桡侧自腕横纹推向拇指根。推 100 次。

横纹推向板门

2 揉中脘：用掌根或拇指、食指、中指指端顺时针按揉脐上 4 寸。揉 50 次。

揉中脘

3 顺时针摩腹：患儿取仰卧或坐位，用掌面或四指顺时针摩腹部。摩 5 分钟。

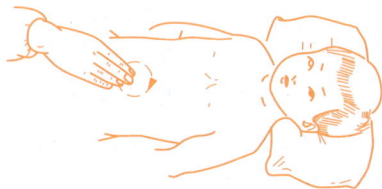

顺时针摩腹

4 揉足三里：用拇指按揉外侧膝眼下 3 寸，胫骨外侧约一横指处的足三里。按揉 50 次。

按揉足三里

分型配穴

证型		寒吐	热吐	伤食吐
症状	主症	饮食稍多即吐，时作时止，吐物完谷不化	食入即吐，呕吐物酸臭	呕吐酸馊频繁，口气臭秽
	兼症	面色灰白，四肢欠温，腹痛喜暖，大便溏薄	身热口渴，烦躁不安，大便臭稀或秘结，小便黄赤	胸闷厌食，肛腹胀满，大便酸臭，或溏或秘
	舌脉	舌淡，苔薄白，指纹色红	唇舌红而干，苔黄腻，指纹色紫	苔厚腻，脉滑实
治法	治则	温中散寒，和胃降逆	清热和胃，降逆止呕	消食导滞，和中降逆
	部位	上肢、腹部、颈项部	上肢、腹部、背腰部	上肢、腹部、胸胁部、背腰部

(1) 寒吐：补脾经 300 次、揉外劳宫 100 次、推三关 300 次、推天柱骨 100 次。

1 补脾经：医者用左手握患儿之左手，用右手拇指螺纹面贴在小儿拇指螺纹面上做旋推。补 300 次。

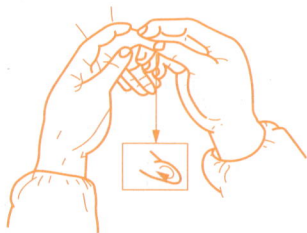

补脾经

2 揉外劳宫：医者用中指端揉手背中，与内劳宫相对处。揉100次。

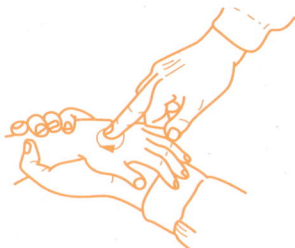

揉外劳宫

3 推三关：用食、中二指并拢，自桡侧腕横纹起推至肘横纹处。推300次。

推三关

4 推天柱骨：用拇指或食、中两指，自上向下直推颈后发际正中至大椎穴成一直线。推100次。

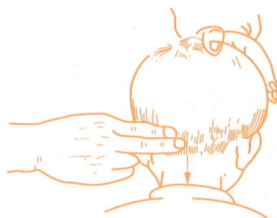

推天柱骨

(2)**热吐**：清胃经100次、清肝经100次、清大肠300次、退六腑300次、推下七节骨100次。

1 清胃经：用拇指或食指在大鱼际桡侧自掌根推向拇指根。清100次。

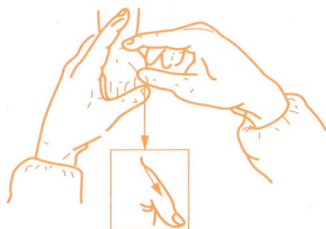

清胃经

2 清肝经：医者用左手握患儿之左手，用右手拇指螺纹面贴在小儿食指螺纹面上做向心直推。清100次。

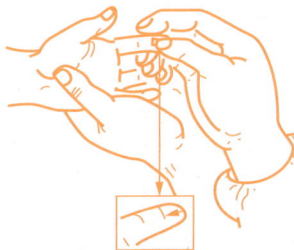

清肝经

3 清大肠：医者用右手拇指桡侧面，自虎口直推至指尖为清。清 300 次。

清大肠

4 退六腑：以食、中二指指腹，在前臂尺侧自肘关节推至掌根。推 300 次。

退六腑

5 推下七节骨：操作者用拇指桡侧面或食、中指腹自第四腰椎向尾骨端（长强）直推。推 100 次。

推下七节骨

(3)**伤食吐：**掐揉四横纹 5 次、分腹阴阳 100 次、推下七节骨 100 次、按弦走搓摩 100 次。

1 掐揉四横纹：以拇指甲依次掐手掌面第二至第五指节第一指间关节横纹处的四横纹穴，继以揉之。掐揉 5 次。

掐揉四横纹（四缝）

2 分腹阴阳：患儿取仰卧或坐位，医者用两拇指端沿肋弓角边缘或自中脘至脐，向两旁分推。分 100 次。

分腹阴阳

3 推下七节骨：医者用拇指桡侧面或食、中指腹自第四腰椎向尾骨端（长强）直推。推 100 次。

4 按弦走搓摩：患儿取坐位，医者两手掌自患儿两腋下搓摩至天枢处。搓 100 次。

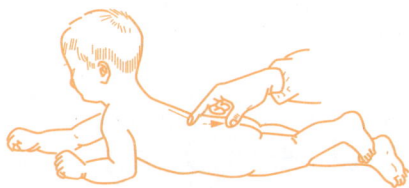

推下七节骨

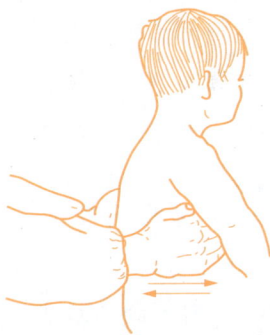

按弦走搓摩（搓摩胁肋）

疗程：推拿治疗每日 1～2 次，病愈即止。

（二）注意事项

1 婴幼儿呕吐时，要避免呕吐物呛入气管，睡眠时应采取侧卧位。

2 呕吐频繁时，应暂时禁食，待病情缓解后，先给予清淡饮食，再适当补充维生素，加强营养。

3 注意合理喂养和饮食卫生，饮食定时定量，不可暴饮暴食，忌食生冷瓜果。

4 哺乳不宜过急，以防吞进空气。哺乳后，可抱正小儿身体，轻拍背部，使吸入的空气得以排出。

十一、疳积（小儿营养不良）

疳积是疳症和积滞的总称。积滞是指小儿伤于乳食，脾胃受损，运化失司，积聚留滞于中。而疳症往往是积滞的进一步发展，以致气阴耗伤、体虚瘦弱、面黄发枯等，所谓"无积不成疳"。本病与西医所说的"小儿营养不良"极为相似，可参照本病进行操作。

（一）推拿治疗

> **主穴** 补脾经 300 次、掐揉四横纹 5 次、运内八卦 300 次、摩腹 5 分钟、揉中脘 100 次、揉天枢 100 次、捏脊 100 次、按揉足三里 30 次。

1 补脾经：医者用左手握患儿之左手，用右手拇指螺纹面贴在小儿拇指螺纹面上做旋推。补 300 次。

补脾经

2 掐揉四横纹：以拇指甲依次掐手掌面第二至第五指节第一指间关节横纹处的四横纹穴，继以揉之。掐 5 次。

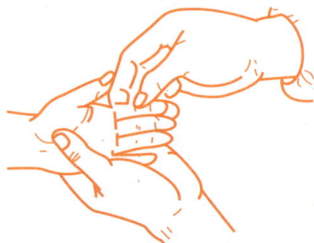

掐揉四横纹（四缝）

3 顺运内八卦：用拇指面自乾向坎运至兑为一遍，在运至离时轻轻而过。运 300 次。

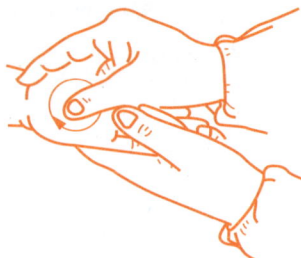

顺运内八卦

4 摩腹：患儿取仰卧或坐位，医者用掌面或四指摩腹部。顺逆时针各半，共摩 5 分钟。

顺时针摩腹

5 揉中脘：用掌根或食指、中指指端按揉脐上 4 寸，称揉中脘。揉 100 次。

揉中脘

6 揉天枢：医者用食、中指端按揉肚脐旁 2 寸。揉 100 次。

揉天枢

7 捏脊：双手用捏法自下而上由长强捏至大椎穴。捏 10 次。

a.三指捏脊

b.二指捏脊

捏脊

8 按揉足三里：用拇指按揉外侧膝眼下 3 寸，胫骨外侧约一横指处的足三里。按揉 30 次。

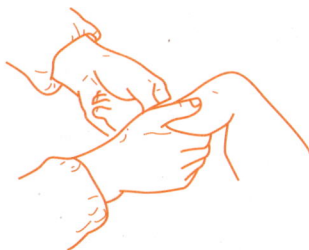

按揉足三里

分型配穴

证型		乳食不节	脾胃虚弱
症状	主症	形体消瘦,腹膨胀满,甚则青筋暴露	骨瘦如柴,面色㿠白,头大颈细,毛发枯黄,稀疏
	兼症	面色萎黄,精神不振,睡眠不宁,食欲减退,或多吃多便,大便不调、常有恶臭,手足心热	精神萎靡,烦躁不安,啼哭无力,睡卧不宁,腹凹如舟,四肢不温,纳呆或善饥,喜食异物,大便溏泻或便秘
	舌脉	舌苔厚腻,脉弱或滑数	舌质淡,苔薄白或无苔,脉细无力
治法	治则	调补脾胃,消积导滞	温中健脾,补益气血
	部位	上肢、腹部、背部、下肢	上肢、腹部、背部、下肢

(1)乳食不节:揉板门300次、分腹阴阳200次。

1 揉板门:医者用左手托住患儿之左手,用右手拇指或食指在大鱼际平面的中点上作揉法。揉300次。

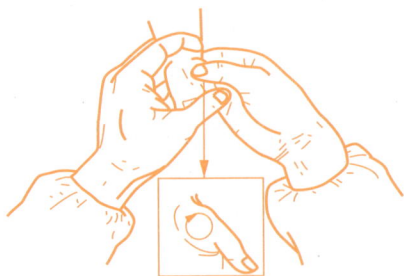

2 分腹阴阳:患儿取仰卧或坐位,医者用两拇指端沿肋弓角边缘或自中脘至脐,向两旁分推。分200次。

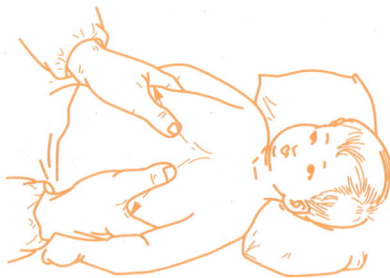

揉板门

分腹阴阳

(2)脾胃虚弱：补大肠300次、推三关300次、揉外劳宫300次。

1 补大肠：医者用右手拇指桡侧面，自指尖直推至虎口。补300次。

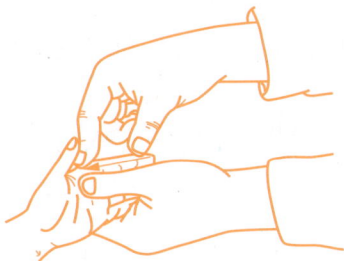

2 推三关：用食、中二指并拢，自桡侧腕横纹起推至肘横纹处。推300次。

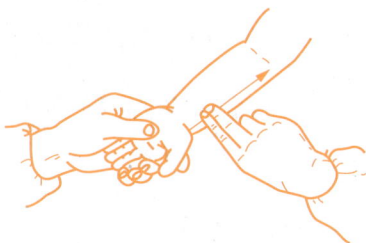

补大肠

推三关

3 揉外劳宫：医者用中指端揉手背中，与内劳宫相对处。揉300次。

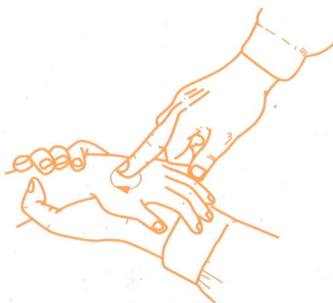

揉外劳宫

疗程：每日推拿1次，10次为1个疗程，一般推拿2~3个疗程可痊愈。

（二）注意事项

1 合理喂养：婴儿应尽可能用母乳喂养，按时添加辅食；纠正不良饮食习惯，注意营养平衡及饮食卫生。

2 防止疾病影响：积极防治脾胃疾病和寄生虫病，及时矫治先天性畸形如兔唇、腭裂，做好病后调养和护理。

③ 定期测量患儿身高和体重，观察病情变化。

④ 对重症疳证患儿要注意观察面色、精神、饮食、二便、哭声等情况，防止发生突变。

⑤ 做好重症患儿的皮肤、口腔、眼部护理，防止发生褥疮、口疮、眼疳。

⑥ 根据病情需要配制相应食谱，如疳肿胀患儿，可吃乌鱼汤，以利疾病早日康复。

十二、厌食

厌食又称恶食，是指小儿较长时期见食不贪，食欲不振，甚至拒食的病症。本病以 1 ~ 6 岁小儿为多见，其发生无明显的季节性，在夏季症状可加重。厌食小儿一般精神状态较正常，预后良好，病程长者，可演变为疳证。西医学认为，厌食有两种病理因素：一是局部或全身疾病影响消化系统的功能；二是中枢神经系统受人体内外环境各种刺激的影响，对消化功能的调节失去平衡。中医认为本病的主要病因有：饮食不节，喂养不当；多病久病，损伤脾胃；先天不足，后天失调；暑湿熏蒸，脾阳失展；情绪变化，思虑伤脾。其中饮食不节、喂养不当最为多见。本病病变脏腑在脾胃，发病机制是脾运胃纳的失常。

（一）推拿治疗

主穴 补脾经300次、揉板门100次、掐揉四横纹5次、揉中脘1 ~ 2分钟、逆时针摩腹5分钟、按揉足三里50次、捏脊5遍。

1 补脾经：医者用左手握患儿之左手，用右手拇指螺纹面贴在小儿拇指螺纹面上做旋推。补300次。

补脾经

2 揉板门：医者用左手托住患儿之左手，用右手拇指或食指在大鱼际平面的中点上作揉法。揉100次。

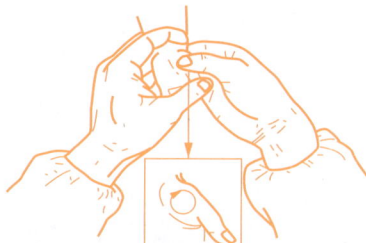

揉板门

3 掐揉四横纹：以拇指甲依次掐手掌面第二至第五指节第一指间关节横纹处的四横纹穴，继以揉之。掐5次。

掐揉四横纹（四缝）

4 揉中脘：用掌根或拇指、食指、中指指端按揉脐上4寸。揉1~2分钟。

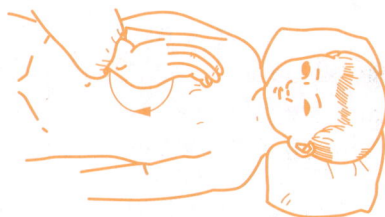

揉中脘

5 逆时针摩腹：患儿取仰卧或坐位，医者用掌面或四指逆时针摩腹部。摩5分钟。

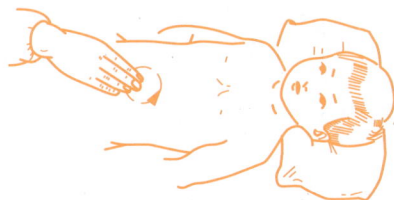

逆时针摩腹

6 接揉足三里：用拇指按揉外侧膝眼下 3 寸，胫骨外侧约一横指处的足三里。揉 50 次。

7 捏脊：双手用捏法自下而上由长强捏至大椎穴。捏 5 遍。

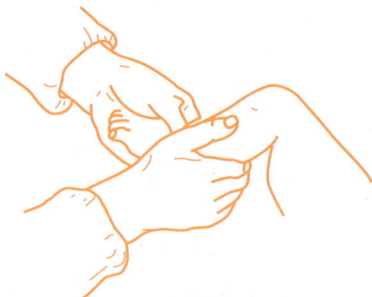

a.三指捏脊

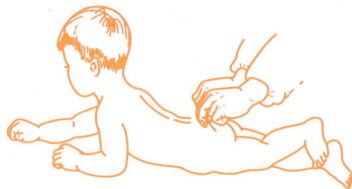

b.二指捏脊

捏脊

按揉足三里

分型配穴

证型		脾运失健	胃阴不足	脾胃气虚
症状	主症	面色少华，不思饮食，或食而无味	纳呆食少，口干多饮	不思进食，形体偏瘦
	兼症	形体偏瘦，大小便均基本正常，精神状态一般无特殊异常	常伴面色萎黄，皮肤失润，大便偏干，小便短黄	面色少华，食少便多，易于出汗，大便中常夹有未消化的食物残渣
	舌脉	舌苔白或薄腻	舌质红少津，苔少或花剥，脉细	舌苔薄白，脉无力
治法	治则	健脾助运	益胃养阴	补脾益气
	部位	上肢、腹部、背腰部、下肢	上肢、腹部、背腰部、下肢	上肢、腹部、背腰部、下肢

(1)脾运失健：清胃经200次、顺运内八卦100次、按揉脾俞100次。

1 清胃经：用拇指或食指在大鱼际桡侧自掌根推向拇指根。清200次。

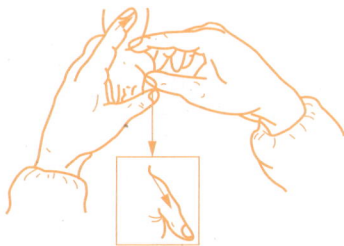

清胃经

2 顺运内八卦：用拇指面自乾向坎运至兑为一遍，在运至离时轻轻而过。运100次。

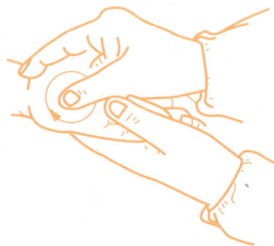

顺运内八卦

3 按揉脾俞：用拇指或中指揉第十一胸椎棘突下，旁开1.5寸的脾俞穴。按揉100次。

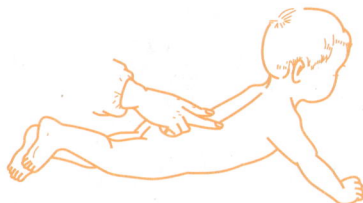

按揉脾俞

(2)胃阴不足：补胃经300次、清大肠200次、揉二马200次。

1 补胃经：用拇指或食指在大鱼际桡侧自拇指根推向掌根。补300次。

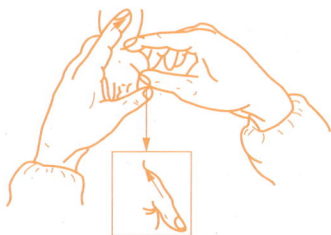

补胃经

2 清大肠：医者用右手拇指桡侧面，自虎口直推至指尖。清200次。

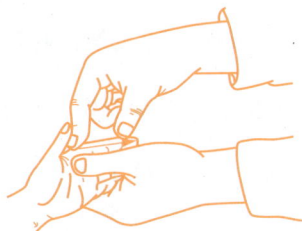

清大肠

3 揉二马：拇指指端揉手掌背面，第四、五掌骨小头后陷中。揉200次。

揉二马

---

(3)脾胃气虚：补胃经200次、推三关200次。

1 补胃经：用拇指或食指在大鱼际桡侧自拇指根推向掌根。补200次。

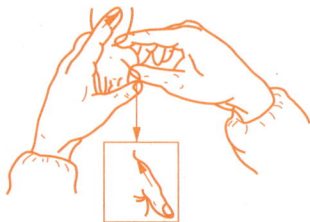

补胃经

2 推三关：用食、中二指并拢，自桡侧腕横纹起推至肘横纹处。推200次。

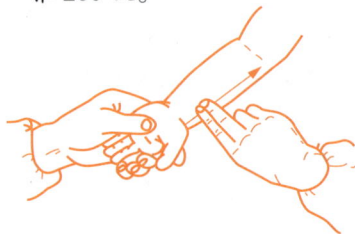

推三关

疗程：每日推拿治疗1次，10次为1个疗程。一般治疗1个疗程后，症状有明显改善，须持续治疗直至痊愈。

（二）注意事项

① 调节饮食，是防治小儿厌食症的重要措施。

② 定时进食，禁止吃零食，饮食生活要有规律。

③ 注意饮食卫生，防止挑食，纠正偏食。

④ 注意纠正小儿的不良情绪变化，减轻精神压力。

⑤ 患病后发现食欲不振，应及时检查和治疗。

十三、流涎

流涎，又称"滞颐"，俗称"流口水"，指儿童口涎不自觉地从口内流溢出来的病证，是幼儿最常见的疾病之一。

流涎以3岁以下的幼儿最为多见。婴儿时期，因其口腔浅，不会调节口内过多的唾液，偶尔发生流涎，这属生理现象，不属病态。在新生儿期，唾液腺不会发达，到第五个月以后，唾液分泌增加，六个月时，牙齿萌出，对牙龈三叉神经的机械性刺激使唾液分泌也增多，以致流涎稍多，均属生理现象，不应视做变态。随着年龄的增长，口腔深度增加，婴儿能吞咽过多的唾液，流涎自然消失。如果到了2岁以后宝贝还在流口水，就可能是异常现象，如脑瘫、先天性痴呆等。西医学把本病称为"流涎症"，其发病原因多是由于口咽黏膜炎症、面神经麻痹、延髓麻痹、脑炎后遗症或小儿呆小病等神经系统疾病所引起。

（一）推拿治疗

> **主穴** ▶ 掐揉小横纹5次。

掐揉小横纹：医者以中指或拇指端按揉掌面小指根下，尺侧掌纹头，继以揉之。掐5次。

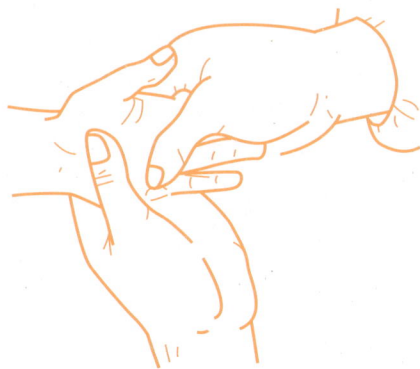

掐揉小横纹

分型
配穴

证型		脾胃湿热	脾气虚弱
症状	主症	流涎黏稠	流涎清稀
	兼症	口气臭秽,食欲不振,腹胀,大便秘结或热臭,小便黄赤	口淡无味,面色萎黄,肌肉消瘦,懒言乏力,饮食减少,大便稀薄
	舌脉	舌红,苔黄腻,脉滑数,指纹色紫	舌质淡红,苔薄白,脉虚弱,指纹淡红
治法	治则	清热利湿	健脾益气,固摄升提
	部位	上肢、腹部	上肢、头面部、背腰部

(1)脾胃湿热型:清脾经300次、清胃经300次、清大肠300次、清天河水300次、掐揉四横纹5次、揉总筋300次、顺时针摩腹5分钟。

1 清脾经:医者用左手握患儿之左手,用右手拇指螺纹面贴在小儿拇指螺纹面做向心性直推。清300次。

2 清胃经:用拇指或食指在大鱼际桡侧自掌根推向拇指根。清300次。

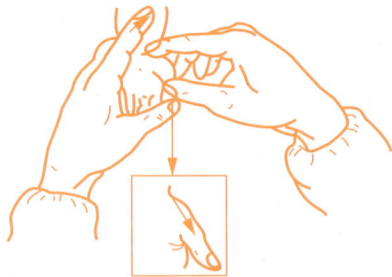

清脾经

清胃经

3 清大肠：医者用右手拇指桡侧面，自虎口直推至指尖。清 300 次。

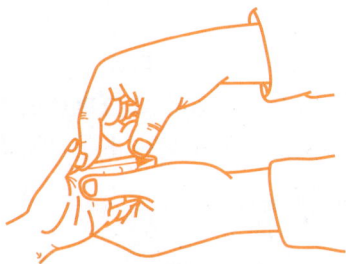

清大肠

4 清天河水：用食、中二指指腹，在前臂内侧正中从腕横纹起，推至肘横纹。清 300 次。

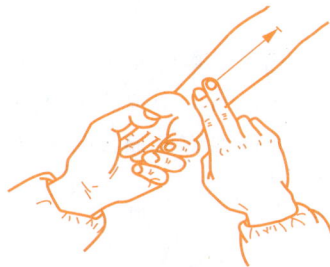

清天河水

5 掐揉四横纹：以拇指甲依次掐手掌面第二至第五指节第一指间关节横纹处的四横纹穴，继以揉之。掐 5 次。

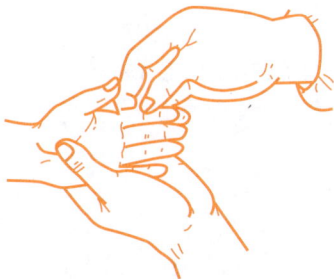

掐揉四横纹（四缝）

6 揉总筋：以拇指或中指端揉掌后腕横纹中点。揉 300 次。

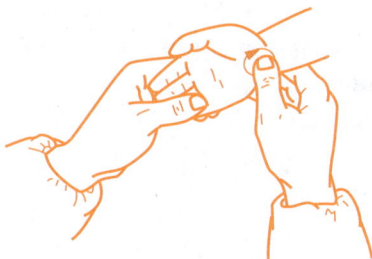

揉总筋

7 顺时针摩腹：患儿取仰卧或坐位，医者用掌面或四指顺时针摩腹部。摩 5 分钟。

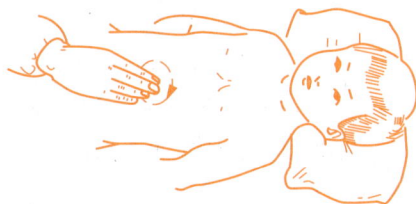

顺时针摩腹

(2)**脾气虚弱型：**补脾经300次、补肺经300次、补肾经300次、顺运内八卦300次、推三关300次、逆时针摩腹5分钟、揉百会50次、捏脊5次、按揉足三里50次。

1 补脾经：医者用左手握患儿之左手，用右手拇指螺纹面贴在小儿拇指螺纹面上做旋推。补300次。

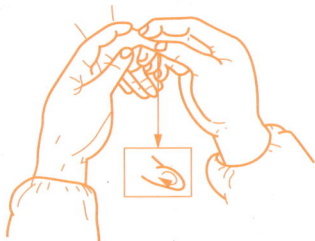

补脾经

2 补肺经：医者用左手握患儿之左手，用右手拇指螺纹面贴在小儿无名指螺纹面上做旋推。补300次。

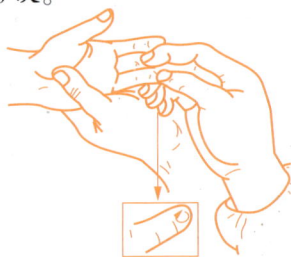

补肺经

3 补肾经：医者用左手握患儿之左手，用右手拇指螺纹面贴在小儿小指螺纹面上做旋推。补300次。

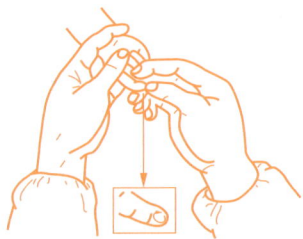

补肾经

4 顺运内八卦：用拇指面自乾向坎运至兑为一遍，在运至离时轻轻而过。运300次。

顺运内八卦

5 推三关：用食、中二指并拢，自桡侧腕横纹起推至肘横纹处。推300次。

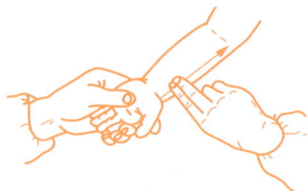

推三关

6 逆时针摩腹：患儿取仰卧或坐位，医者用掌面或四指逆时针摩腹部。摩 5 分钟。

逆时针摩腹

7 揉百会：用指端或掌心揉头顶正中线与两耳尖连线之交点的百会穴。揉 50 次。

揉百会

8 捏脊：双手用捏法自下而上由长强捏至大椎穴。捏 5 次。

a.三指捏脊

b.二指捏脊

捏脊

9 按揉足三里：用拇指按揉外侧膝眼下 3 寸，胫骨外侧约一横指处的足三里。按揉 50 次。

按揉足三里

疗程：每日推拿 1 次，5 次为 1 个疗程，一般推拿 2 个疗程左右即可痊愈。

（二）注意事项

① 大人不宜用手戳捏患儿腮部，以免加重病情。

② 宝宝口水流得较多时，妈妈注意护理好宝宝口腔周围的皮肤，每天至少用清水清洗两遍。让宝宝的脸部、颈部保持干爽，避免患上湿疹。

③ 唾液中含有口腔中的一些杂菌及淀粉酶等物质，对皮肤有一定的刺激作用，如果不精心护理，口周皮肤就会发红，起小红丘疹，这时需涂上一些婴儿护肤膏。

④ 不要用较粗糙的手帕或毛巾在宝宝的嘴边抹来抹去，容易损伤皮肤。要用非常柔软的手帕或餐巾纸一点点蘸去流在嘴巴外面的口水，让口周保持干燥。

⑤ 为防止口水将颈前、胸上部衣服弄湿，可以给宝宝挂个全棉的小围嘴，柔软、略厚、吸水性较强的布料是围嘴的首选。

⑥ 宝宝在乳牙萌出期齿龈发痒、胀痛，口水增多，可给宝宝使用软硬适度的口咬胶，6个月以上的宝宝啃点磨牙饼干，都能减少萌牙时牙龈的不适，还能刺激乳牙尽快萌出，减少流口水。

十四、便秘

便秘是指大便秘结不通，排便间隔时间延长，或虽有便意而排出困难等。便秘是儿科临床常见的一种症状，可单独出现，亦可见于其他急慢性疾病中。便秘的发生与生活饮食习惯有关。究其病因、症状、可分实秘和虚秘两种类型。

（一）推拿治疗

主穴 清大肠 200 次、揉膊阳池 100 次、顺时针摩腹 5 分钟、揉天枢 100 次、揉龟尾 100 次、推下七节骨 100 次。

1 清大肠：医者用右手拇指桡侧面，自虎口直推至指尖。清 200 次。

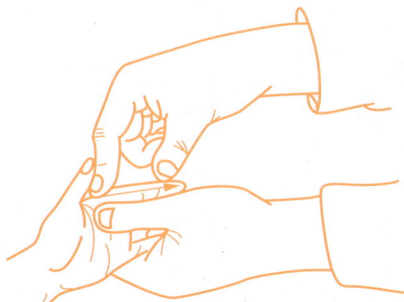

清大肠

2 揉膊阳池：以中指端揉手背一窝风之后三寸，称揉膊阳池。按揉 100 次。

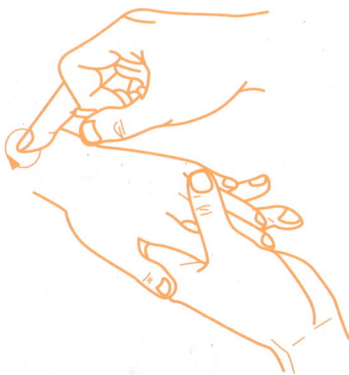

揉膊阳池

3 顺时针摩腹：患儿取仰卧或坐位，医者用掌面或四指顺时针摩腹。摩 5 分钟。

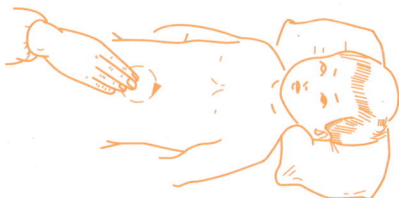

顺时针摩腹

4 揉天枢：医者用食、中指端按揉肚脐旁 2 寸的天枢穴。揉 100 次。

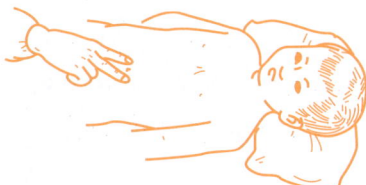

揉天枢

5 揉龟尾：医者用中指或拇指端揉尾骨端的龟尾穴。揉100次。

揉龟尾

6 推下七节骨：医者用拇指桡侧面或食、中指腹自第四腰椎向尾骨端（长强）直推。推100次。

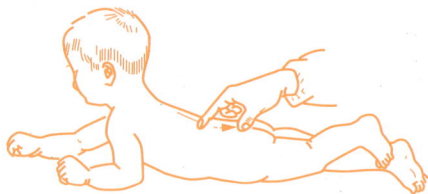

推下七节骨

分型配穴

证型		实秘	虚秘
症状	主症	大便干结，身热面赤，烦渴口臭，胸胁痞满	虽有便意，而努争乏力难下
	兼症	饮食减少，腹部胀满作痛，嗳气频作，小便短赤	面色苍白无华，神疲气怯
	舌脉	苔黄燥，脉弦滑，指纹色紫	舌淡苔薄白，脉细或细涩，指纹色淡
治法	治则	理气行滞，清热通便	益气养血，滋阴润燥
	部位	上肢、腹部、胸胁部、背腰部	上肢、腹部、背腰部

(1) 实秘： 清天河水200次、退六腑100次、搓摩胁肋100次、顺运内八卦50次。

1 清天河水：用食、中二指指腹，在前臂内侧正中从腕横纹起，推至肘横纹。清200次。

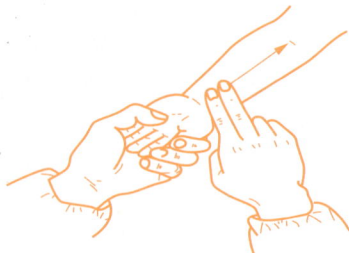

清天河水

2 退六腑：以食、中二指指腹，在前臂尺侧自肘关节推至掌根。退 100 次。

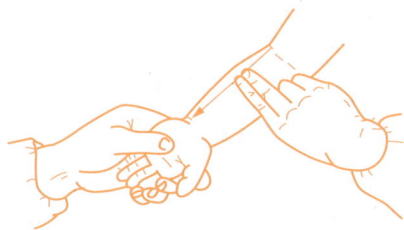

退六腑

3 搓摩胁肋：患儿取坐位，医者两手掌自患儿两腋下搓摩至天枢处。搓 100 次。

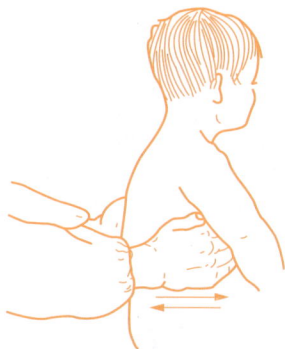

搓摩胁肋

4 顺运内八卦：用拇指面自乾向坎运至兑为一遍，在运至离时轻轻而过。运 50 次。

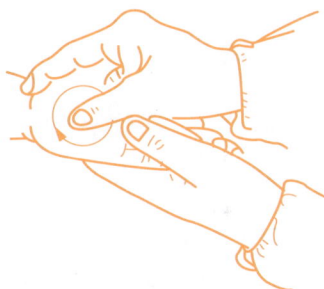

顺运内八卦

(2) 虚秘：补脾经300次、推三关200次、揉二马100次、捏脊5次。

1 补脾经：医者用左手握患儿之左手，用右手拇指螺纹面贴在小儿拇指螺纹面上做旋推。补 300 次。

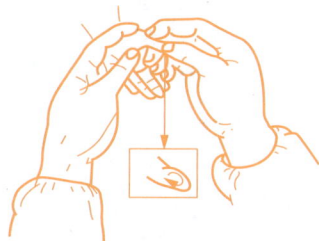

补脾经

2 推三关：用食、中二指并拢，自桡侧腕横纹起推至肘横纹处。推 200 次。

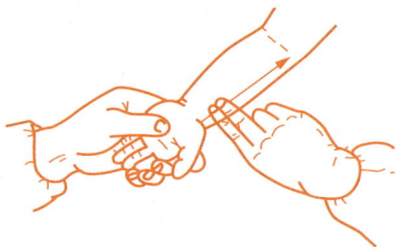

推三关

3 揉二马：拇指指端揉手掌背面，第四、五掌骨小头后陷中。揉 100 次。

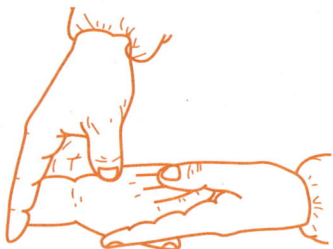

揉二马

4 捏脊：双手用捏法自下而上由长强捏至大椎穴。捏 5 次。

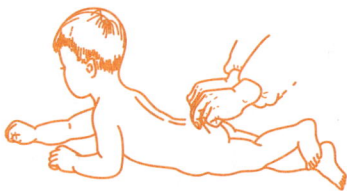

a.三指捏脊

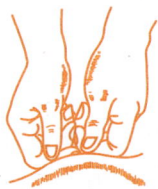

b.二指捏脊

捏脊

疗程：每日推拿治疗1次，5次为1个疗程。经推拿治疗，症状明显改善后，仍须继续推拿，直至排便正常。

（二）注意事项

❶ 注意调节饮食，多吃水果及富含纤维素的蔬菜，养成良好的排便习惯。

❷ 增强小儿自主锻炼，适当进行户外活动，提高小儿身体自我调节能力。

十五、脱肛

脱肛是指肛管、直肠向外翻出而脱垂于肛门外，又称直肠脱垂。多见于 3 岁以下的小儿，轻者在大便时脱出，便后可自行还纳；重者因啼哭或咳嗽即引起脱肛，需帮助回纳。小儿直肠肌肉未发育完全，固定力较差，易造成直肠脱垂。另外小儿骶骨弯尚未长成，直肠呈垂直位，直肠周围的支持组织较弱，失去支持直肠的作用，不能保持直肠在正常位置而形成脱垂。长期腹内压增高，如哭闹、咳嗽、腹泻、便秘等，也会导致脱肛。如脱出久不复位，脱出的肠管会肿胀、充血，如不及时治疗，可脱出组织可能坏死。因此，对严重脱肛患儿应引起重视。

（一）推拿治疗

> **主穴** 逆时针摩腹 5 分钟、揉天枢 100 次、揉龟尾 100 次。

1 逆时针摩腹：患儿取仰卧或坐位，医者用掌面或四指逆时针摩腹。摩 5 分钟。

逆时针摩腹

2 揉天枢：医者用食、中指端按揉肚脐旁 2 寸的天枢穴。揉 100 次。

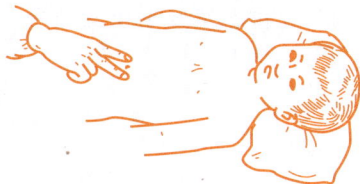

揉天枢

3 揉龟尾：医者用中指或拇指端揉尾骨端的龟尾穴。揉 100 次。

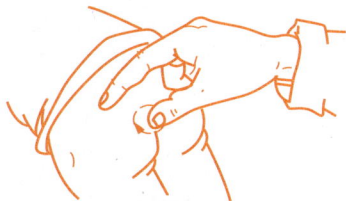

揉龟尾

证型		气虚下陷	大肠结热
症状	主症	肛门直肠脱出不收，肿痛不甚	肛门直肠脱出，红肿刺痛瘙痒
	兼症	面色㿠白或萎黄，形体消瘦，精神萎靡	口苦，小便短赤，大便干燥
	舌脉	舌淡苔薄，指纹色淡	舌红苔黄，指纹色紫
治法	治则	补中升陷	清热利湿通便
	部位	头面部、上肢、腹部、背腰部	上肢、腹部、背腰部

(1)气虚下陷：补脾经300次、补肺经300次、补大肠200次、推三关200次、推上七节骨100次、按揉百会100次、捏脊10次。

1 补脾经：医者用左手握患儿之左手，用右手拇指螺纹面贴在小儿拇指螺纹面上做旋推。补300次。

2 补肺经：医者用左手握患儿之左手，用右手拇指螺纹面贴在小儿无名指螺纹面上做旋推。补300次。

补脾经

补肺经

3 补大肠：医者用右手拇指桡侧面，自指尖直推至虎口。补200次。

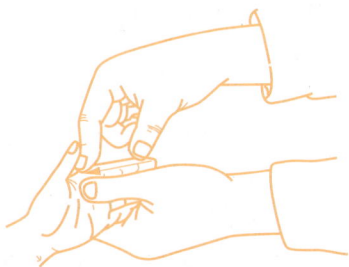

补大肠

4 推三关：用食、中二指并拢，自桡侧腕横纹起推至肘横纹处。推200次。

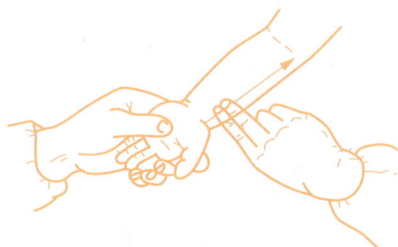

推三关

5 推上七节骨：医者用拇指桡侧面或食、中指腹自尾骨端（长强）向第四腰椎直推。推100次。

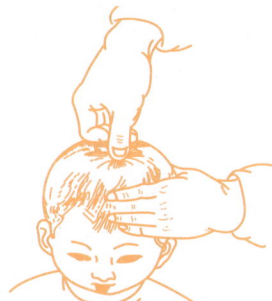

推上七节骨

6 按揉百会：用指端或掌心按揉头顶正中线与两耳尖连线之交点的百会穴。按揉100次。

按揉百会

7 捏脊：双手用捏法自下而上由长强捏至大椎穴。捏10次。

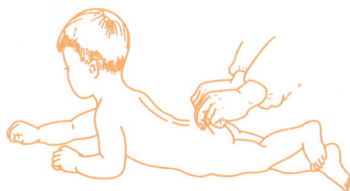

a.三指捏脊

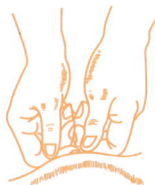

b.二指捏脊

捏脊

(2)**大肠结热**：清胃经300次、清大肠200次、退六腑100次、清补脾经各200次、清小肠200次、推下七节骨5次。

1 清胃经：用拇指或食指在大鱼际桡侧自掌根推向拇指根。清300次。

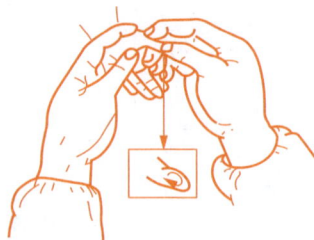

清胃经

2 清大肠：医者用右手拇指桡侧面，自虎口直推至指尖。清200次。

清大肠

3 退六腑：以食、中二指指腹，在前臂尺侧自肘关节推至掌根。退100次。

退六腑

4 清补脾经：医者用左手握患儿之左手，用右手拇指螺纹面贴在小儿拇指螺纹面上先做直推再做旋推，旋推与直推结合推之，称为清补脾经。清补各200次。

清脾经

补脾经

5 清小肠：用拇指自小指尺侧指根向指尖直推为清小肠。清200次。

6 推下七节骨：医者用拇指桡侧面或食、中指腹自第四腰椎向尾骨端（长强）直推。推5次。

清小肠

推下七节骨

疗程：每日1次，10次为1个疗程。病情明显好转后可隔天推拿1次，直至痊愈。

（二）注意事项

❶ 大便时间不宜过久，不可久坐便盆。

❷ 推拿治疗期间，小儿应避免蹲位排便，可采用仰卧位排便。

❸ 肛门脱出后，注意局部清洁，将脱出的直肠轻轻揉托进去，防止擦伤引起感染。

❹ 应给小儿多吃蔬菜，保持大便通畅。

十六、遗尿

遗尿，亦称尿床。是指 3 周岁以上的小儿在睡眠中小便自遗，醒后方觉的一种病证。3 岁以下小儿，由于智力未健，尚未养成正常的排尿习惯，或学龄前儿童，由于精神激动、疲乏、以及睡前饮水过多等原因，偶尔出现尿床，均不属病态。本病分为器质性与功能性两大类。仅少数小儿是由于尿路病变、蛲虫病、脊柱裂等所致的器质性遗尿，大多数是由于大脑皮质及皮质下中枢功能失调所致的功能性遗尿。本病多见于 10 岁以下儿童，偶可延长到十几岁。常见病因有遗传因素、精神因素及不正确的教养方法。若迁延不愈，往往会影响小儿的心身健康及生长发育。推拿对功能性遗尿疗效显著，且推拿时间以每日下午为佳。

（一）推拿治疗

> **主穴** 补脾经 300 次、补肺经 300 次、补肾经 300 次、揉丹田 300 次、捏脊 5 遍、横擦腰骶透热为度、按揉三阴交 1 分钟。

1 补脾经：医者用左手握患儿之左手，用右手拇指螺纹面贴在小儿拇指螺纹面上做旋推。补 300 次。

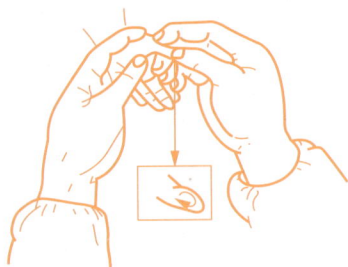

2 补肺经：医者用左手握患儿之左手，用右手拇指螺纹面贴在小儿无名指螺纹面上做旋推。补 300 次。

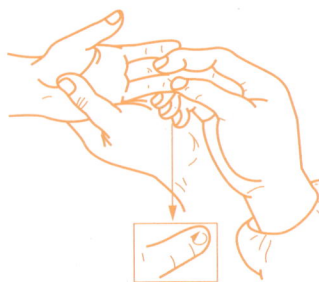

补脾经

补肺经

3 补肾经：医者用左手握患儿之左手，用右手拇指螺纹面贴在小儿小指螺纹面上做旋推。补 300 次。

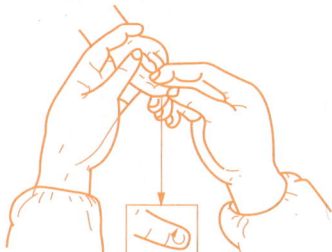

补肾经

4 揉丹田：掌根揉小腹部脐下 2.5 寸的丹田穴。揉 300 次。

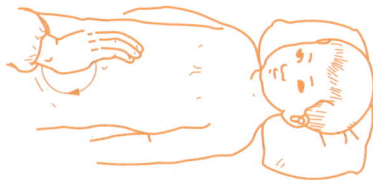

揉丹田

5 捏脊：双手用捏法自下而上由长强捏至大椎穴。捏 5 遍。

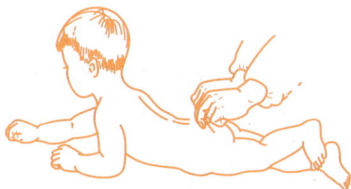

a.三指捏脊

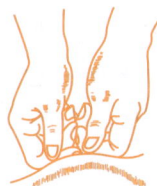

b.二指捏脊

捏脊

6 横擦腰骶：以小鱼际横擦腰骶部。透热为度。

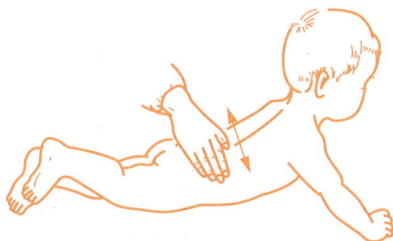

横擦腰骶部

7 按揉三阴交：用拇指或中指端按揉内踝尖直上 3 寸的三阴交穴。按揉 1 分钟。

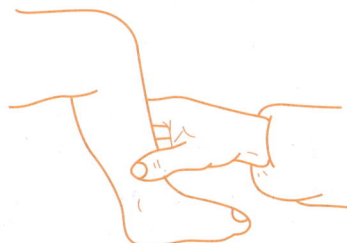

按揉三阴交

分型
配穴 ▶

证型		肾气不足	脾肺气虚	肝经湿热
症状	主症	经常遗尿,甚至一夜数次	睡后遗尿,少气懒言,神疲乏力	睡中遗尿,小便黄而量少,性情急躁
	兼症	面色苍白,神疲乏力,智力迟钝,腰腿酸软,四肢不温,喜暖畏寒,小便频数	形体消瘦,面色苍黄,食欲不佳,大便溏薄,常自汗	夜梦纷纭或夜间磨牙,手足心热,面赤唇红,口渴多饮
	舌脉	舌质淡,苔薄白,脉迟沉无力	舌质淡,苔薄白,脉缓弱	舌红,苔黄,脉弦数
治法	治则	温阳补肾,固涩小便	补中益气,固涩小便	清肝泻热,缓急止遗
	部位	上肢、背腰骶部、头面部、下肢	上肢、背腰骶部、头面部、下肢	上肢、背腰骶部、下肢

(1)肾气不足:顺运内八卦200次、揉二马100次、按揉百会穴100次。

1 顺运内八卦:用拇指面自乾向坎运至兑为一遍,在运至离时轻轻而过。运200次。

顺运内八卦

2 揉二马:拇指指端揉或拇指指甲掐手掌背面,第四、五掌骨小头后陷中。揉100次。

揉二马

3 按揉百会穴:用指端或掌心按揉头顶正中线与两耳尖连线之交点的百会穴。按揉100次。

按揉百会穴

(2)**肺脾气虚**：揉肺俞50次、揉脾俞50次、揉百会穴50次。

1 揉肺俞：用两手拇指或食、中指指端揉第三胸椎棘突下旁开1.5寸的肺俞。揉50次。

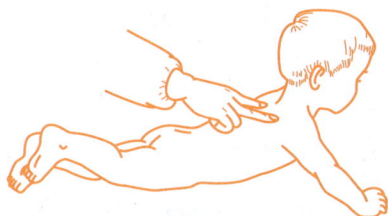

揉肺俞

2 揉脾俞：用拇指或中指揉第十一胸椎棘突下，旁开1.5寸的脾俞穴。揉50次。

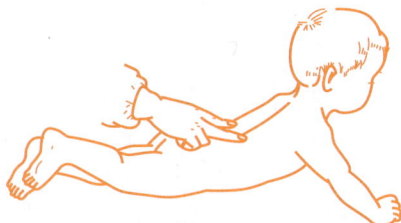

揉脾俞

3 揉百会穴：用指端或掌心按揉头顶正中线与两耳尖连线之交点的百会穴。揉50次。

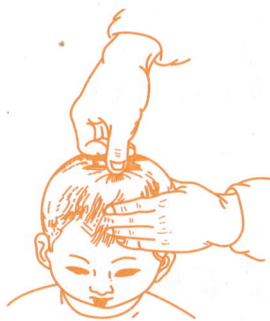

揉百会穴

(3)**肝经湿热**：清肝经200次、清心经200次、清小肠200次、推箕门100次。

1 清肝经：医者用左手握患儿之左手，用右手拇指螺纹面贴在小儿食指螺纹面上做向心直推。清200次。

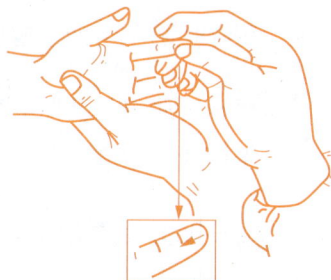

清肝经

2 清心经：医者用左手握患儿之左手，用右手拇指螺纹面贴在小儿中指螺纹面上做向心直推。清 200 次。

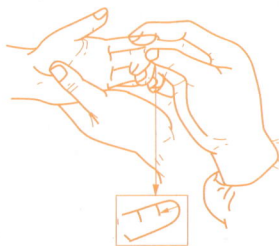

清心经

3 清小肠：用拇指自小指尺侧指根推向指尖。清 200 次。

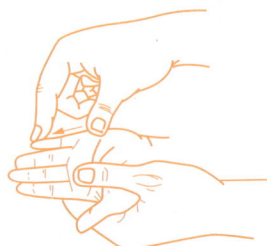

清小肠

4 推箕门：用食、中二指自膝盖内侧上缘推至腹股沟。推 100 次。

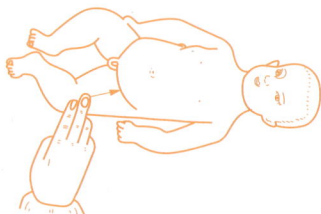

推箕门

疗程：每日推拿治疗 1 次，最好在下午或傍晚时进行，一般 1～2 个月为 1 个疗程。

（二）注意事项

① 自幼儿开始培养按时和睡前排尿的良好习惯。

② 积极预防和治疗能够引起遗尿的疾病。

③ 对于遗尿患儿要耐心教育引导，切忌打骂、责罚，鼓励患儿消除怕羞和紧张情绪，建立起战胜疾病的信心。

④ 每日晚饭后注意控制饮水量。

⑤ 在夜间经常发生遗尿的时间前，及时唤醒排尿，坚持训练 1～2 周。

十七、疝气

疝气又名气疝或小肠气,是以腹痛,睾丸肿大为特征的小儿常见病症。

(一)推拿治疗

> **主穴** 揉二马300次、补脾经300次、清肝经200次、按揉三阴交30次、若痛甚者加拿肚角5次。

1 揉二马:拇指指端揉手掌背面,第四、五掌骨小头后陷中。揉300次。

揉二马

2 补脾经:医者用左手握患儿之左手,用右手拇指螺纹面贴在小儿拇指螺纹面上做旋推。补300次。

补脾经

3 清肝经:医者用左手握患儿之左手,用右手拇指螺纹面贴在小儿食指螺纹面上做向心直推。清200次。

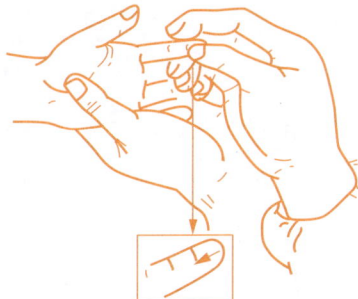

清肝经

4 按揉三阴交：用拇指或中指端按揉内踝尖直上3寸的三阴交穴。按揉30次。

按揉三阴交

5 若痛甚者，加拿肚角：患儿仰卧，医者用拇、食、中三指向深处拿脐下2寸，旁开2寸两大筋。拿5次。

拿肚角

6 若疝气严重时，阴部及腹股沟部突起，并有异物感，应采用复位手法，将突出物轻轻上托，拿挤复位。

分型配穴

证型		脾肾亏虚	肝郁气滞	寒湿凝滞	湿热蕴结
症状	主症	睾丸肿大、散坠、欠温	睾丸胀大，按则痛甚	睾丸肿硬，局部不温，拒按	睾丸红肿坠胀，局部湿热
	兼症	面浮色白，或萎黄，气短，动则喘而汗出，纳差，大便稀溏	手足躁动，易怒善哭，不得安卧	喜暖恶寒，得温则舒，小便清长，大便稀溏	少腹胀满坠痛，小便短赤，大便臭秽
	舌脉	舌淡、苔白、脉细弱	舌质偏红或暗，脉弦紧	脉弦紧	舌红苔黄厚腻，脉滑数
治法	治则	培补脾肾	疏肝理气	散寒化湿	清利湿热
	部位	上肢、腹部、下肢	上肢、胸腹部、胁肋部、下肢	上肢、腹部、下肢	上肢、腹部、下肢

（1）脾肾亏虚：补脾经300次、补肾经300次、补肺经300次、推三关200次、揉足三里50次。

1 补脾经：医者用左手握患儿之左手，用右手拇指螺纹面贴在小儿拇指螺纹面上做旋推。补300次。

补脾经

2 补肾经：医者用左手握患儿之左手，用右手拇指螺纹面贴在小儿小指螺纹面上做旋推。补300次。

补肾经

3 补肺经：医者用左手握患儿之左手，用右手拇指螺纹面贴在小儿无名指螺纹面上做旋推。补300次。

补肺经

4 推三关：用食、中二指并拢，自桡侧腕横纹起推至肘横纹处。推200次。

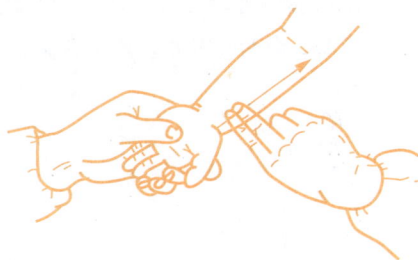

推三关

5 揉足三里：用拇指按揉外侧膝眼下3寸，胫骨外侧约一横指处的足三里。按揉50次。

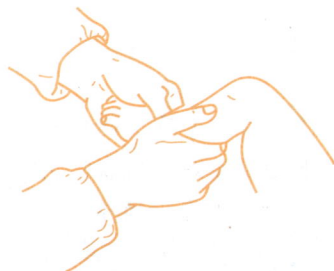

按揉足三里

(2)肝郁气滞：清脾经200次、清肝经300次、分腹阴阳50次、揉膻中50次、揉肺俞50次、按弦走搓摩100次。

1 清脾经：医者用左手握患儿之左手，用右手拇指螺纹面贴在小儿拇指螺纹面做向心性直推。清200次。

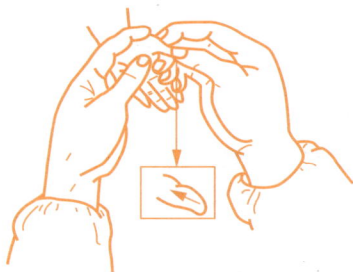

清脾经

2 清肝经：医者用左手握患儿之左手，用右手拇指螺纹面贴在小儿食指螺纹面上做向心直推。清300次。

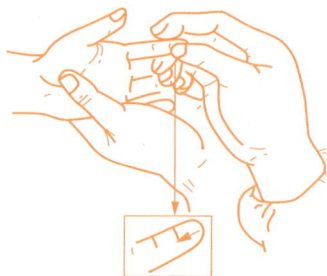

清肝经

3 分腹阴阳：患儿取仰卧，医者用两拇指端沿肋弓角边缘或自中脘至脐，向两旁分推。分推50次。

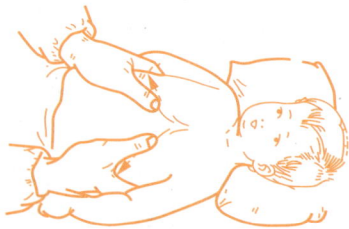

分腹阴阳

4 揉膻中：医者用中指指端揉两乳头连线之中点。揉50次。

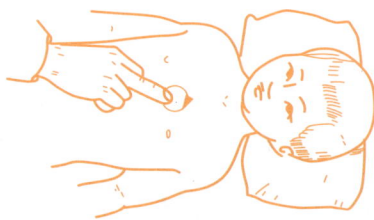

揉膻中

5 揉肺俞：用两手拇指或食、中指指端揉第三胸椎棘突下旁开1.5寸的肺俞。揉50次。

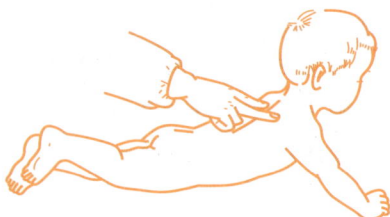

揉肺俞

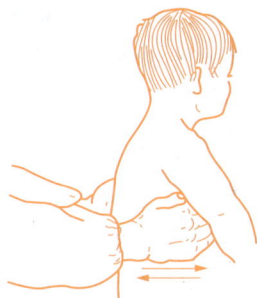

6 按弦走搓摩：患儿取坐位，医者两手掌自患儿两腋下搓摩至天枢处。搓100次。

按弦走搓摩（搓摩胁肋）

---

(3)**寒湿凝滞**：清补脾经各200次、清小肠200次、揉外劳宫300次、推三关300次、揉丹田300次、按揉足三里50次。

1 清补脾经：医者用左手握患儿之左手，用右手拇指螺纹面贴在小儿拇指螺纹面上先做直推再做旋推，旋推与直推结合推之，称为清补脾经。清补各200次。

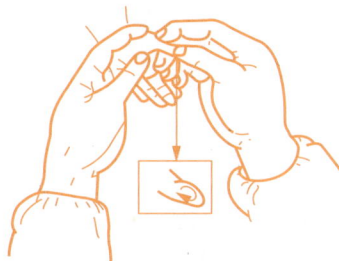

清脾经

补脾经

2 清小肠：用拇指自小指尺侧指根推向指尖。清200次。

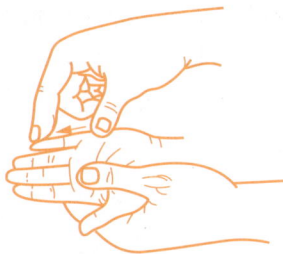

清小肠

3 揉外劳宫：医者用中指端揉手背中，与内劳宫相对处。揉300次。

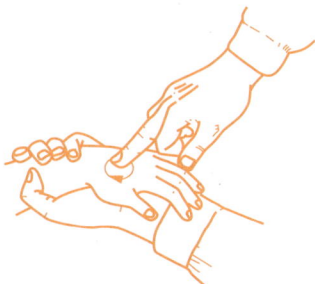

揉外劳宫

4 推三关：用食中二指并拢，自桡侧腕横纹起推至肘横纹处。推 300 次。

推三关

5 揉丹田：掌根揉小腹部脐下 2.5 寸的丹田穴。揉 300 次。

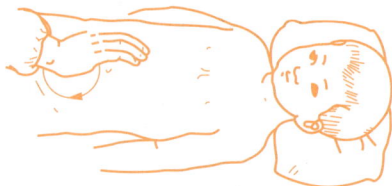

揉丹田

6 按揉足三里：用拇指按揉外侧膝眼下 3 寸，胫骨外侧约一横指处的足三里。按揉 50 次。

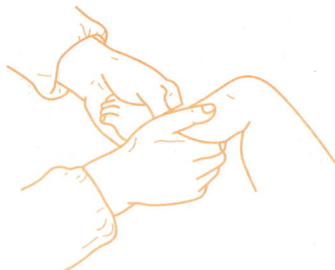

按揉足三里

(4)湿热蕴结：清脾经300次、清肺经300次、清小肠300次、退六腑200次。

1 清脾经：医者用左手握患儿之左手，用右手拇指螺纹面贴在小儿拇指螺纹面做向心性直推。清 300 次。

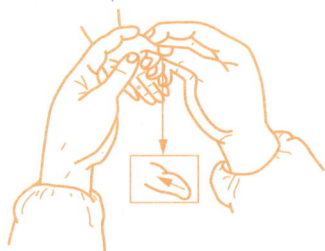

清脾经

2 清肺经：医者用左手握患儿之左手，用右手拇指螺纹面贴在小儿无名指螺纹面做向心性直推。清 300 次。

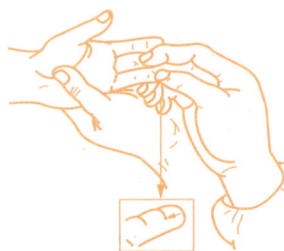

清肺经

3 清小肠：用拇指自小指尺侧指根推向指尖。清 300 次。

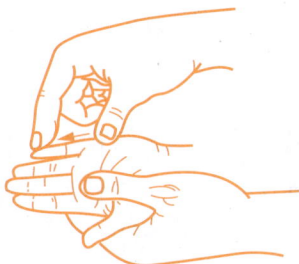

清小肠

4 退六腑：以食、中二指指腹，在前臂尺侧自肘关节推至掌根。推 200 次。

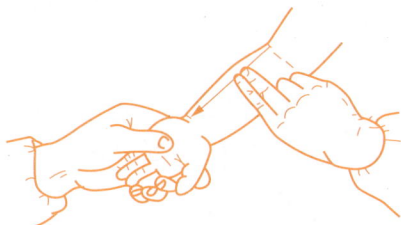

退六腑

疗程：每日推拿治疗 1 次，1 个月为 1 个疗程。间隔 3 日，再进行第 2 个疗程，治愈为止。

（二）注意事项

① 重症剧痛应卧床休息，预防疝的嵌顿。

② 减少啼哭，积极治疗咳嗽、便秘。

③ 注意局部保暖，避免坐卧湿地。

十八、夜啼

夜啼是指小儿经常在夜间啼哭，间歇发作或持续不已，甚则通宵达旦，或每夜定时啼哭，白天如常，民间俗称"夜哭郎"。多由脾寒，心热，惊恐、食积等原因引起。多见于新生儿及 6 个月内的小婴儿。

新生儿及婴儿常以啼哭表达要求或痛苦，饥饿、惊恐、尿布潮湿、衣被过冷或过热等均可引起啼哭。此时若喂以乳食、安抚亲昵、更换潮湿尿布、调整衣被厚薄后，啼哭可很快停止，不属病态。

（一）推拿治疗

> **主穴** 揉小天心 100 次、清心经 150 次、揉百会 50 次。

1 揉小天心：以拇指或中指端揉大小鱼际交接之凹陷中。揉 100 次。

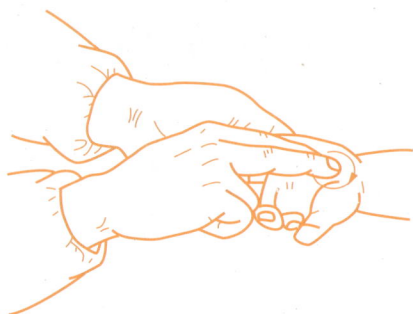

揉小天心

2 清心经：医者用左手握患儿之左手，用右手拇指螺纹面贴在小儿中指螺纹面上做向心直推。清 150 次。

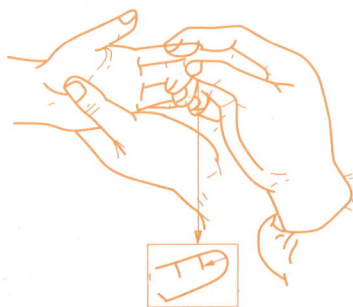

清心经

3 揉百会：用指端或掌心按揉头顶正中线与两耳尖连线之交点的百会穴。揉 50 次。

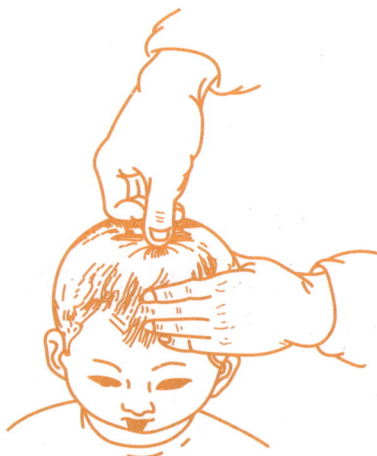

揉百会

**分型
配穴**

证型		实证			虚证
		心热	惊恐	食积	脾寒
症状	主症	睡喜仰卧,哭声洪亮	睡梦中作惊惕,突然啼哭,呈恐惧状	夜间阵发啼哭,脘腹胀满拒按	睡喜俯卧,曲腰而啼,啼声低弱
	兼症	烦躁不安,见灯则啼哭更甚,便秘尿赤,面赤唇红	紧偎母怀,面色乍青乍白	呕吐乳块,大便酸臭	面色青白,四肢欠温,得热则舒,不思乳食,便溏,小便清长
	舌脉	舌尖红、苔黄,脉数有力,指纹紫滞	舌苔多无异常变化,脉夜来急数,指纹青	舌苔厚腻,指纹紫	舌淡红,苔薄白,脉沉细,指纹淡红
治法	治则	清心降火,宁心安神	镇静安神	消食导滞,宁心安神	温中健脾,养心宁神
	部位	上肢、头部	上肢、头部	上肢、头部、腹部、骶部	上肢、头部、腹部

(1)脾寒: 推三关100次、揉外劳宫150次、揉一窝风100次、逆时针摩腹100次、揉中脘100次。

1 推三关:用食中二指并拢,自桡侧腕横纹起推至肘横纹处。推100次。

2 揉外劳宫:医者用中指端揉手背中,与内劳宫相对处。揉150次。

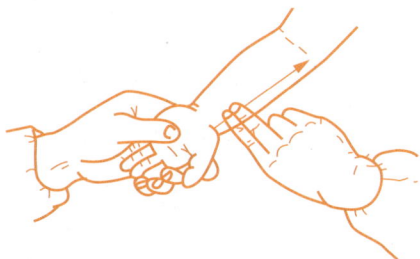

推三关

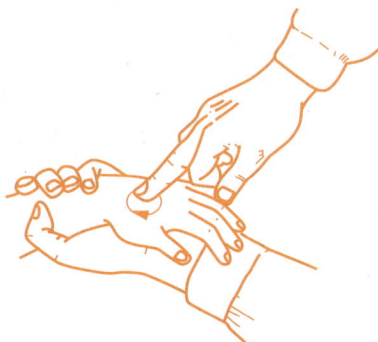

揉外劳宫

3 揉一窝风：以中指或拇指端按
揉手背腕横纹中央之凹陷中。
揉100次。

揉一窝风

4 逆时针摩腹：患儿取仰卧或坐
位，医者用掌面或四指逆时针
摩腹部。摩100次。

逆时针摩腹

5 揉中脘：用掌根或拇指、食指、
中指指端按揉脐上4寸的中脘
穴。揉100次。

揉中脘

(2)心热：清肝经150次、清天河水100次、掐五指节5次、揉内劳宫150次、
揉总筋100次。

1 清肝经：医者用左手握患儿之
左手，用右手拇指螺纹面贴在
小儿食指螺纹面上做向心直推。
清150次。

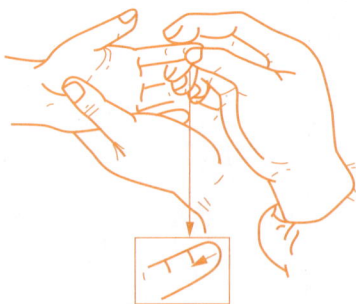

清肝经

2 清天河水：用食、中二指指腹，在前臂内侧正中从腕横纹起，推至肘横纹。清100次。

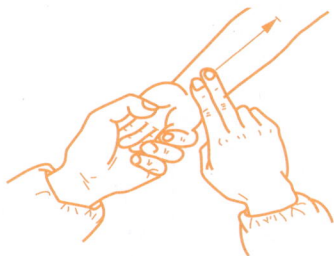

清天河水

3 掐五指节：用拇指甲掐掌背五指第一指间关节的五指节。掐5次。

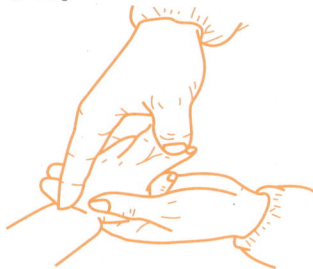

掐揉五指节

4 揉内劳宫：用中指指端揉掌心中，握拳中指指端所对的内劳宫穴。揉150次。

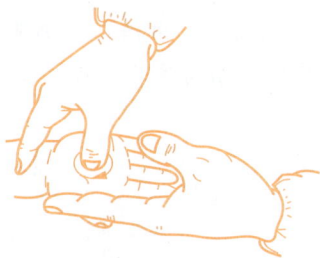

揉内劳宫

5 揉总筋：以拇指或中指端揉掌后腕横纹中点。揉100次。

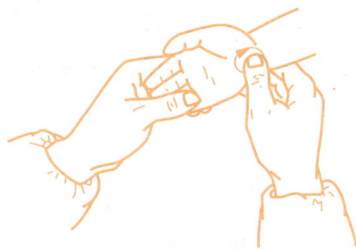

揉总筋

(3)惊恐：清肝经150次、补脾经150次、补肾经300次、顺运内八卦150次、掐五指节5次。

1 清肝经：医者用左手握患儿之左手，用右手拇指螺纹面贴在小儿食指螺纹面上做向心直推。清150次。

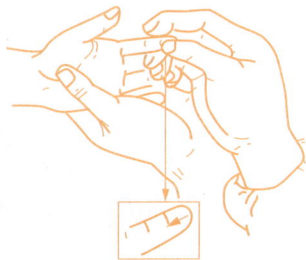

清肝经

2 补脾经：医者用左手握患儿之左手，用右手拇指螺纹面贴在小儿拇指螺纹面上做旋推。补150次。

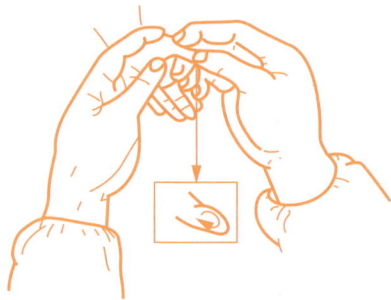

补脾经

3 补肾经：医者用左手握患儿之左手，用右手拇指螺纹面贴在小儿小指螺纹面上做旋推。补300次。

补肾经

4 顺运内八卦：用拇指面自乾向坎运至兑为一遍，在运至离时轻轻而过。运150次。

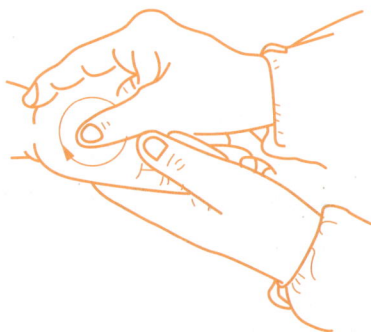

顺运内八卦

5 掐五指节：用拇指甲掐掌背五指第一指间关节。掐5次。

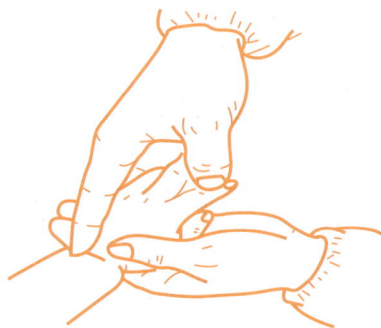

掐揉五指节

(4)食积：清补脾经各150次、揉板门100次、逆运内八卦150次、清大肠150次、顺时针摩腹100次、清肝经150次、顺时针揉脐100次、推下七节骨推100次。

1 清补脾经：医者用左手握患儿之左手，用右手拇指螺纹面贴在小儿拇指螺纹面上先做直推再做旋推，旋推与直推结合推之，称为清补脾经。清补各 150 次。

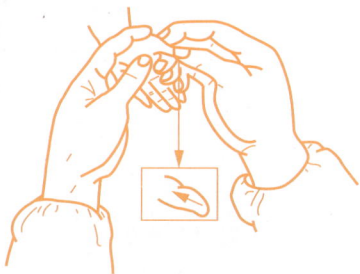

清脾经

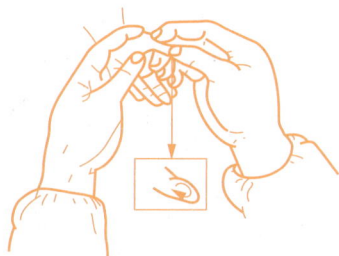

补脾经

3 逆运内八卦：用拇指面自兑卦向坤运至乾卦。运 150 次。

逆运内八卦

2 揉板门：医者用左手托住患儿之左手，用右手拇指或食指在大鱼际平面的中点上作揉法。揉 100 次。

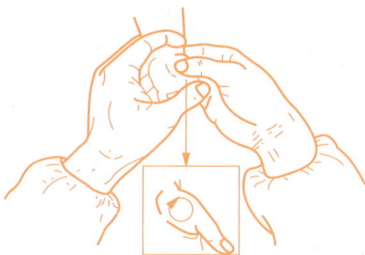

揉板门

4 清大肠：医者用右手拇指桡侧面，自虎口直推至指尖为清大肠。清 150 次。

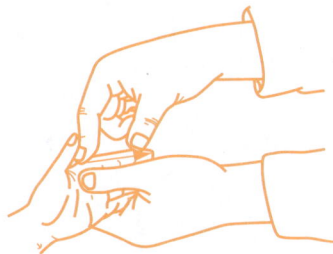

清大肠

5 顺时针摩腹：患儿取仰卧或坐位，医者用掌面或四指顺时针摩腹部。摩 100 次。

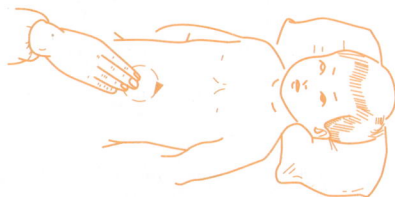

顺时针摩腹

6 清肝经：医者用左手握患儿之左手，用右手拇指螺纹面贴在小儿食指螺纹面上做向心直推。清150次。

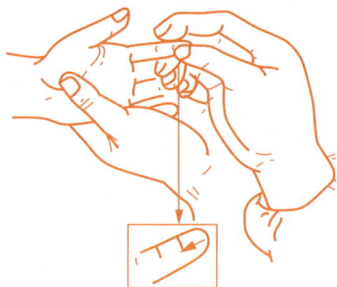

清肝经

7 顺时针揉脐：医者用中指端或掌根顺时针揉肚脐。揉100次。

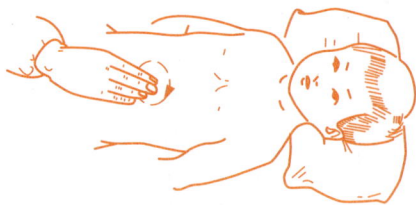

顺时针揉脐

8 推下七节骨：医者用拇指桡侧面或食、中指腹自第四腰椎向尾骨端（长强）直推，称推下七节骨。推100次。

推下七节骨

疗程：每日1次，5次为1个疗程，直至痊愈。

（二）注意事项

① 推拿治疗小儿夜啼疗效显著，具有安全、简便、无副作用的特点，并且对小儿整体状态进行调整，更能起到预防疾病的效果。

② 孕妇及乳母不可过食寒凉及辛辣热性食物，勿受惊吓。

③ 要注意小儿防寒保暖，但也勿衣被过暖；注意保持周围环境安静祥和；不可将婴儿抱在怀中睡眠；不通宵开启灯具，养成良好的睡眠习惯。

④ 婴儿无故啼哭不止，要注意寻找原因，如饥饿、过饱、闷热、寒冷、虫咬、尿布浸渍、衣被刺激等，除去引起啼哭的原因。

十九、惊风

惊风也叫惊厥，俗称抽风，是儿科四大症状之一。临床上以肢体痉挛抽搐、意识不清为特征，多发于 5 岁以下的婴幼儿，其病势突然、凶险、变化迅速，往往威胁小儿生命，为儿科危重证候之一。临床上根据病发缓急，症情虚实，将惊风分为两大类，病热凶猛，证候表现为实证、热证者为急惊风；而病势缓慢、证候表现为虚证者为慢惊风。

（一）推拿治疗

> **主穴** 掐人中至醒后即止或掐十宣至醒后即止、掐精宁 5 次、掐威灵 5 次、掐揉小天心 10 次、拿委中 5 次。

1 掐人中：用拇指指甲掐人中沟上 1/3 与中 1/3 交界处的人中穴。掐至醒后即止。

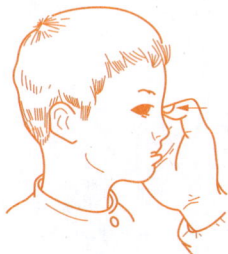

掐人中

2 掐十宣：以拇指甲依次掐手十指尖端，距指甲游离缘 0.1 寸，左右共十穴。掐至醒后即止。

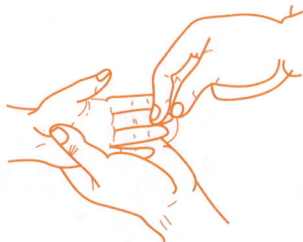

掐十宣

3 掐精宁：以拇指掐揉手背第四、五掌骨歧缝中，称掐揉精宁。掐 5 次。

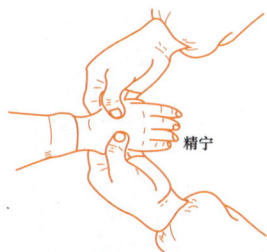

精宁

掐精宁

4 掐威灵：医者以拇指甲掐手背，外劳宫旁，第二、三掌骨交缝处，继以揉之，称掐威灵。掐5次。

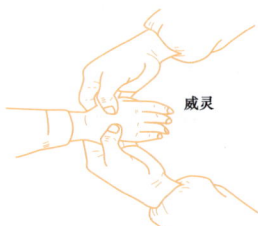

掐揉威灵

5 掐揉小天心：以拇指甲掐大小鱼际交接之凹陷中，掐后加揉，称掐揉小天心。掐揉10次。

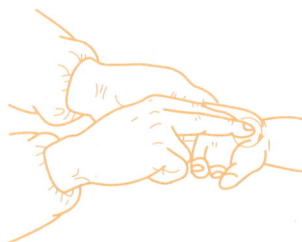

掐揉小天心

6 拿委中：用拇食指拿腘窝中的委中穴。拿5次。

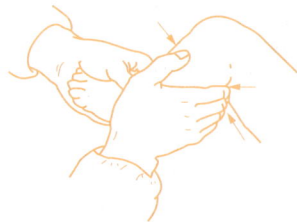

拿委中

分型配穴

证型		急惊风			慢惊风	
		火热内盛	饮食积滞	惊恐惊风	脾肾阳虚	肝肾阴亏
症状	主症	四肢抽搐，颈项强直，角弓反张，甚至昏迷	四肢抽搐，颈项强直，角弓反张，甚至昏迷	惊惕不安，抽搐惊厥	两手握拳，抽搐无力，时作时止；有的在沉睡中突然发生痉挛	两手握拳，抽搐无力，时作时止；有的在沉睡中突然发生痉挛
	兼症	高热，面红唇赤，气急鼻煽，烦躁不安，口渴欲饮，咽红呕恶，神识不清甚至昏迷	饮食欠佳，脘腹胀满、疼痛，便秘	神气怯弱，面部时青时赤，肢冷，惊慌，睡眠不宁，时有啼哭	面色苍白或萎黄，形瘦肢冷，神倦懒动，睡时露睛，惊惕不安，四肢抽搐或蠕动	烦躁倦怠，面色潮红，形体消瘦，手足心热，盗汗，小便黄赤，大便干燥
	舌脉	舌红苔黄，脉数	苔厚腻，脉数	舌淡，细弱	脉细无力	舌红而干，无苔，脉细数

证型		急惊风			慢惊风	
		火热内盛	饮食积滞	惊恐惊风	脾肾阳虚	肝肾阴亏
治法	治则	清热熄风，开窍解痉	开窍解痉，消滞	镇惊安神	健脾温肾，熄风止痉	滋阴潜阳，养肝熄风
	部位	头面部、上肢、颈项部、下肢	头面部、上肢、背腰部、下肢	头面部、上肢、下肢	头面部、上肢、背腰部、下肢	头面部、上肢、背腰部、下肢

急惊风(1) 火热内盛：清心经300次、清肝经300次、揉小天心50次、清天河水300次、退六腑300次、推下天柱骨100次。

1 清心经：医者用左手握患儿之左手，用右手拇指螺纹面贴在小儿中指螺纹面上做向心直推。清300次。

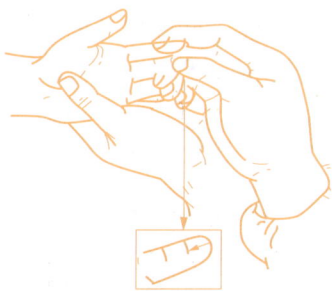

2 清肝经：医者用左手握患儿之左手，用右手拇指螺纹面贴在小儿食指螺纹面上做向心直推。清300次。

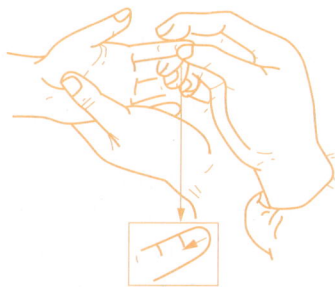

清心经

清肝经

3 揉小天心：以拇指或中指端揉大小鱼际交接之凹陷中。揉50次。

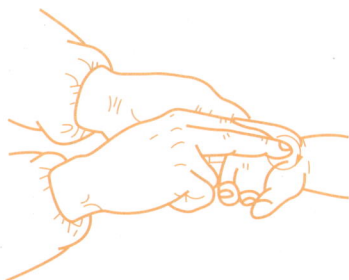

4 清天河水：用食、中二指指腹，在前臂内侧正中从腕横纹起，推至肘横纹，称清天河水。清300次。

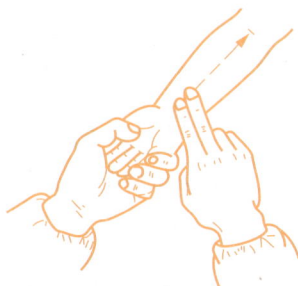

揉小天心

清天河水

5 退六腑：以食、中二指指腹，在前臂尺侧自肘关节推至掌根。退300次。

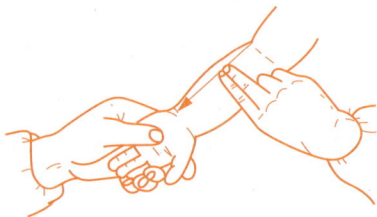

退六腑

6 推下天柱骨：用拇指或食、中两指，自上向下直推颈后发际正中至大椎穴成一直线。推100次。

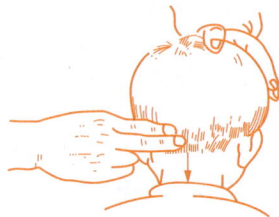

推下天柱骨

(2)饮食积滞：清脾经300次、清胃经300次、清大肠300次、逆运内八卦100次、揉板门300次、推下七节骨300次、按弦走搓摩100次。

1 清脾经：医者用左手握患儿之左手，用右手拇指螺纹面贴在小儿拇指螺纹面做向心性直推。清300次。

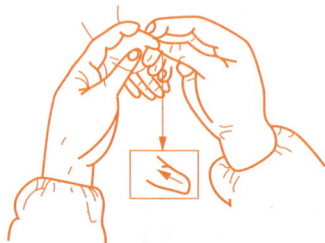

清脾经

2 清胃经：用拇指或食指在大鱼际桡侧自掌根推向拇指根。清300次。

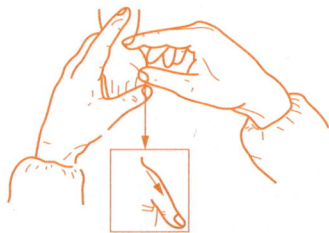

清胃经

3 清大肠：医者用右手拇指桡侧面，自虎口直推至指尖。清300次。

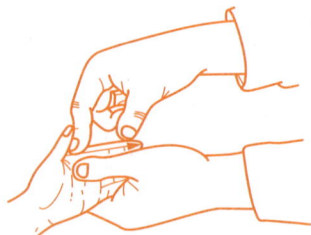

清大肠

4 逆运内八卦：用拇指面从兑卦向坤运至乾卦。运100次。

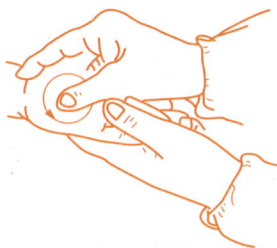

逆运内八卦

5 揉板门：医者用左手托住患儿之左手，用右手拇指或食指在大鱼际平面的中点上作揉法。揉300次。

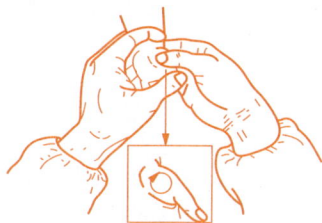

揉板门

6 推下七节骨：医者用拇指桡侧面或食、中指腹自第四腰椎向尾骨端（长强）直推。推300次。

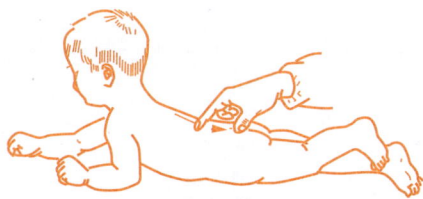

推下七节骨

7 按弦走搓摩：患儿取坐位，医者两手掌自患儿两腋下搓摩至天枢处。搓100次。

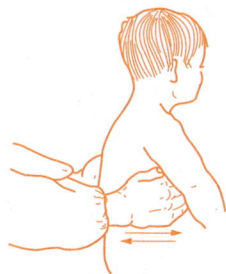

按弦走搓摩

(3)惊恐惊风：揉小天心50次、补肾经300次、掐五指节5次、清心经200次、清肝经300次。

1 揉小天心：以拇指或中指端揉大小鱼际交接之凹陷中。揉50次。

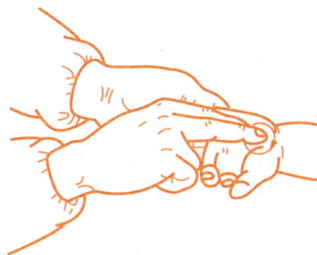

揉小天心

2 补肾经：医者用左手握患儿之左手，用右手拇指螺纹面贴在小儿小指螺纹面上做旋推。补300次。

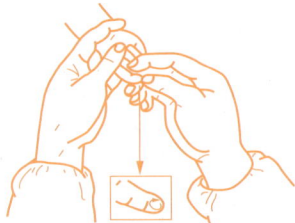

补肾经

3 掐五指节：用拇指甲掐掌背五指第一指间关节。掐5次。

掐五指节

4 清心经：医者用左手握患儿之左手，用右手拇指螺纹面贴在小儿中指螺纹面上做向心直推。清200次。

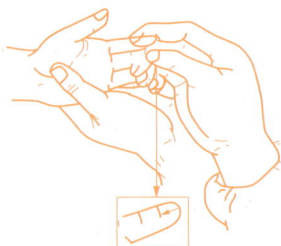

清心经

5 清肝经：医者用左手握患儿之左手，用右手拇指螺纹面贴在小儿食指螺纹面上做向心直推。清300次。

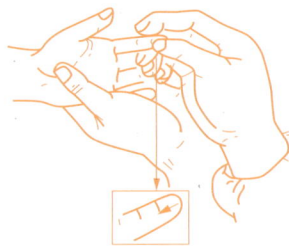

清肝经

慢惊风(1)脾肾阳虚：揉百会50次、补脾经300次、补肾经300次、推三关200次、揉外劳宫100次、揉丹田100次、捏脊5次。

1 揉百会：用指端或掌心按揉头顶正中线与两耳尖连线之交点的百会穴。揉50次。

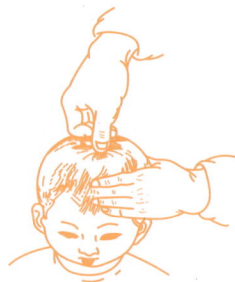

揉百会

2 补脾经：医者用左手握患儿之左手，用右手拇指螺纹面贴在小儿拇指螺纹面上做旋推。补300次。

补脾经

3 补肾经：医者用左手握患儿之左手，用右手拇指螺纹面贴在小儿小指螺纹面上做旋推。补300次。

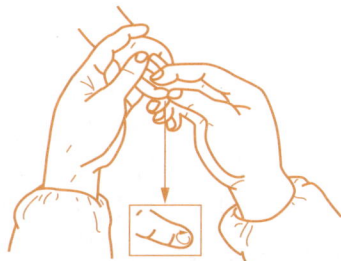

补肾经

4 推三关：用食中二指并拢，自桡侧腕横纹起推至肘横纹处。推200次。

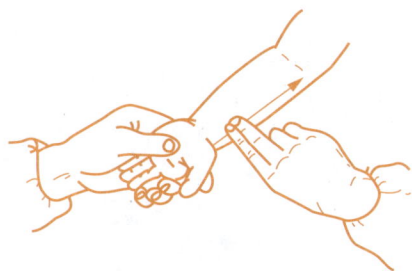

推三关

5 揉外劳宫：医者用中指端揉手背中，与内劳宫相对处。揉100次。

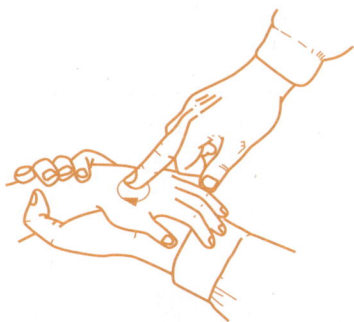

揉外劳宫

6 揉丹田：掌根揉或四指摩小腹部，脐下2.5寸的丹田穴。揉100次。

揉丹田

7 捏脊：双手用捏法自下而上由长强捏至大椎穴。捏5次。

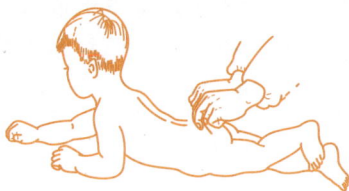

a.三指捏脊

b.二指捏脊

捏脊

(2)肝肾阴亏：补肾经100次、揉二马50次、补脾经100次、捏脊5次、揉涌泉50次。

1 补肾经：医者用左手握患儿之左手，用右手拇指螺纹面贴在小儿小指螺纹面上做旋推。补300次。

2 揉二马：拇指指端揉手掌背面，第四、五掌骨小头后陷中。揉50次。

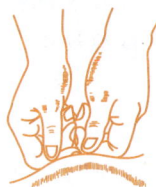

补肾经

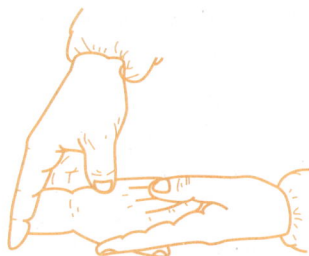

揉二马

3 补脾经：医者用左手握患儿之左手，用右手拇指螺纹面贴在小儿拇指螺纹面上做旋推。补100次。

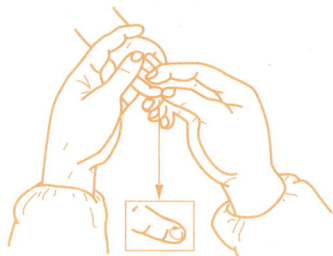

补脾经

4 捏脊：双手用捏法自下而上由长强捏至大椎穴。捏5次。

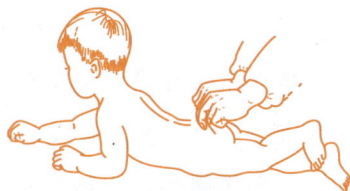

a.三指捏脊

5 揉涌泉：用拇指端按揉足掌心前1/3凹陷处的涌泉穴。揉50次。

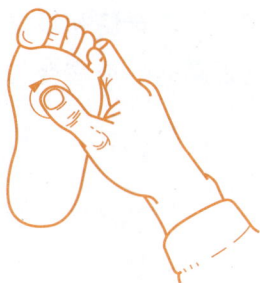

揉涌泉

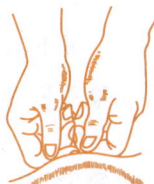

b.二指捏脊

捏脊

疗程：急惊风，每日推拿2~3次；慢惊风，每日推拿1次，10次为1个疗程。

（二）注意事项

1 平时加强体育锻炼，提高抗病能力。

2 避免时邪感染。注意饮食卫生，不吃腐败及变质食物。

3 按时预防接种，避免跌仆惊骇。

4 有高热惊厥史患儿，在外感发热初起时，要及时降温，服用止痉药物。

5 抽搐时，切勿用力强制，以免扭伤骨折。将患儿头部歪向一侧，防止呕吐物吸入。将纱布包裹压舌板，放在上下牙齿之间，防止咬伤舌体。

6 保持安静，避免刺激。密切注意病情变化。

二十、神经性尿频

神经性尿频症指非感染性尿频尿急，系小儿常见病和多发病。患儿年龄一般在 2 ~ 11 岁，多发生在学龄前儿童，多表现为排尿次数多，尿量不增加，无疼痛感，尿常规化验正常。正常小儿排尿次数 6—8 次 / 日。本病患儿每日 20—30 次甚至每小时 10 次以上，每次尿量很少，每次几滴，睡眠后无尿频。病因是小儿大脑皮质发育尚未完善，对脊髓初级排尿中枢的抑制力较弱，容易受外界不良刺激的影响而出现障碍。或者受惊吓、精神紧张、受凉等易使神经功能失调而发生本病。

（一）推拿治疗

> **主穴** 按揉百会 30 次、补脾经 300 次、补肾经 200 次、补小肠经 200 次、摩揉丹田 5 分钟、按揉肾俞 100 次、按揉三阴交 30 次、捏脊 5 遍、腰骶部透热为度。

1 按揉百会：用指端或掌心按揉头顶正中线与两耳尖连线之交点的百会穴。按揉 30 次。

2 补脾经：医者用左手握患儿之左手，用右手拇指螺纹面贴在小儿拇指螺纹面上做旋推。补300 次。

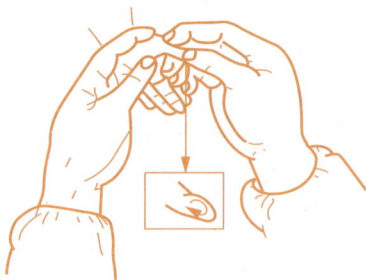

按揉百会

补脾经

3 补肾经：医者用左手握患儿之左手，用右手拇指螺纹面贴在小儿小指螺纹面上做旋推。补200次。

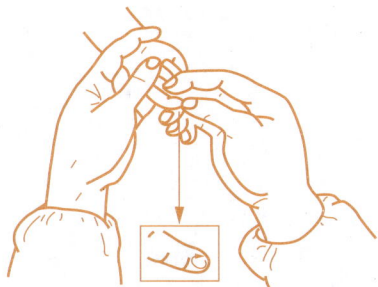

补肾经

4 补小肠经：用拇指自小指尺侧指尖向指根直推。补200次。

补小肠经

5 摩揉丹田：掌根揉或四指摩小腹部，脐下2.5寸的丹田穴。摩揉5分钟。

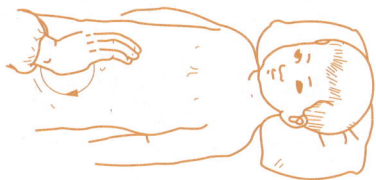

摩揉丹田

6 按揉肾俞：用双拇指揉第二腰椎棘突下，旁开1.5寸的肾俞穴，称揉肾俞。按揉100次。

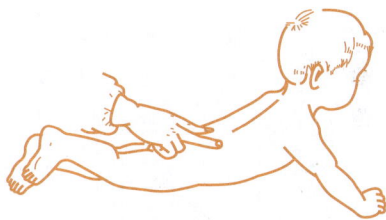

按揉肾俞

7 按揉三阴交：用拇指或中指端按揉内踝尖直上3寸，称按揉三阴交。按揉30次。

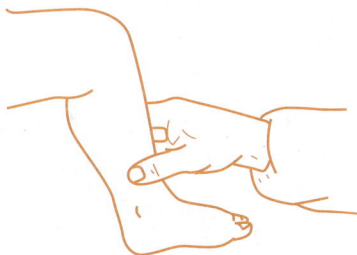

按揉三阴交

8 捏脊：医者用食中指腹自上而下由大椎推至长强。捏5遍。

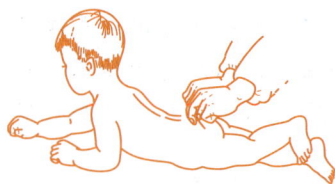

9 横擦腰骶部：以掌根按揉并搓擦尾骶部，透热为度。

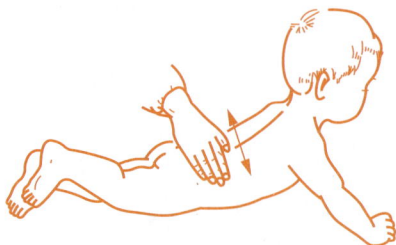

a.三指捏脊

横擦腰骶部

b.二指捏脊

捏脊

分型配穴

证型		气虚型	阴虚型
症状	主症	小便频数，或滴沥不尽，色白而清，	小便频数，或不能自禁，尿色深，
	兼症	面色白，四肢不温，腹部发凉，少气懒言，纳呆，	夜热口干，手足心热，两颧发红，
	舌脉	舌质淡，苔薄白	舌质红，苔少
治法	治则	温肾壮阳、固摄小便	滋阴清热
	部位	头部、上肢、背腰部、下肢	头部、上肢、背腰部、下肢

(1)气虚型：补肺经300次、按揉脾俞50次。

1 补肺经：医者用左手握患儿之左手，用右手拇指螺纹面贴在小儿无名指螺纹面做向心性直推。清200次。

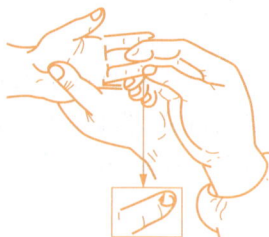

补肺经

2 按揉脾俞：用拇指或中指揉第
十一胸椎棘突下，旁开 1.5 寸
的脾俞。按揉 50 次。

按揉肾俞

---

(2) 阴虚型：揉二马 50 次、补肾经加至 500 次。

1 揉二马：拇指指端揉手掌背面，
第四、五掌骨小头后陷中。揉 50 次。

2 补肾经：医者用左手握患儿之
左手，用右手拇指螺纹面贴在
小儿小指螺纹面上做旋推。至
500 次。

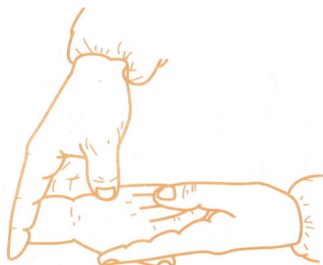

揉二马

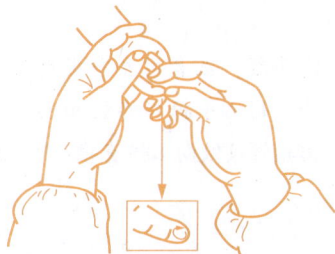

补肾经

疗程：每日推拿 1 次，10 次为 1 个疗程。

（二）注意事项

① 推拿前，应检查小儿尿道口是否红肿，小便常规有无改变，以排除
泌尿系感染所致的尿频。

② 患儿应适当卧床休息，防止过度劳累和兴奋，并要注意预防感冒和
保持皮肤清洁，可用温毛巾每天给病儿擦一次澡。

③ 小儿在小便时，不要突然惊吓或开玩笑，以免引起大脑皮质功能紊
乱，而出现尿频甚至尿失禁。

二十一、口疮

口疮是婴儿时期常见的口腔疾病，以口颊、舌边、上腭、齿龈等处发生溃疡、疼痛为特征。如发于口唇两侧，称燕口疮；如满口糜烂、色红作痛，称口糜。口疮多见于上呼吸道感染或高热之后。中医认为，本病有虚实之分，但以实证为多。病因主要由脾胃积热，或心火上炎，循经上攻发于口舌所致。

（一）推拿治疗

> **主穴** 清脾经 100 次、清胃经 300 次、清天河水 100 次、逆运内八卦 100 次。

1 清脾经：医者用左手握患儿之左手，用右手拇指螺纹面贴在小儿拇指螺纹做向心性直推。清 100 次。

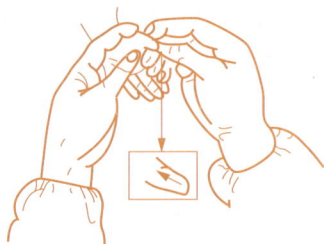

清脾经

2 清胃经：用拇指或食指在大鱼际桡侧自掌根推向拇指根。清 300 次。

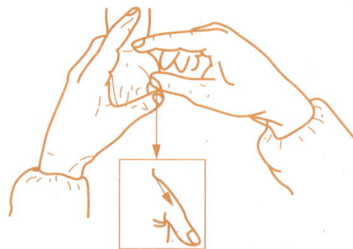

清胃经

3 清天河水：用食、中二指指腹，在前臂内侧正中从腕横纹起，推至肘横纹。清 100 次。

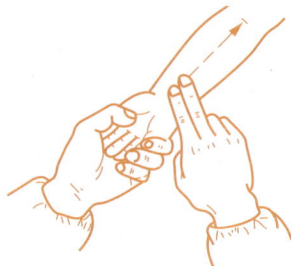

清天河水

4 逆运内八卦：用拇指面从兑卦向坤运至乾卦。运 100 次。

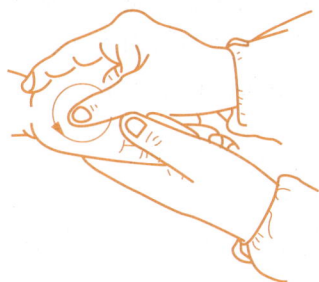

逆运内八卦

分型配穴

证型		脾胃积热	心火上炎	虚火上浮
症状	主症	口腔溃疡较多，疼痛拒食	舌上溃疡，色红疼痛，饮食困难	口舌溃疡，或糜烂稀散色淡，不甚疼痛
	兼症	烦躁多啼，口臭涎多，小便短黄，大便干结	心烦不安，口干欲饮，小便短赤	反复发作或迁延难愈，神疲颧红，口干不渴，
	舌脉	舌红苔黄，脉滑数	舌红尖赤，苔薄黄，脉细数	舌红，苔少或花剥，脉细数
治法	治则	清热解毒，通腑泻火	清心泻火	滋阴降火
	部位	上肢、腹部、背腰部、下肢	上肢	上肢、下肢

(1) **脾胃积热**：退六腑 100 次、顺时针摩腹 5 分钟、按揉足三里 50 次、按揉脾俞 50 次。

1 退六腑：以食、中二指指腹，在前臂尺侧自肘关节推至掌根。退 100 次。

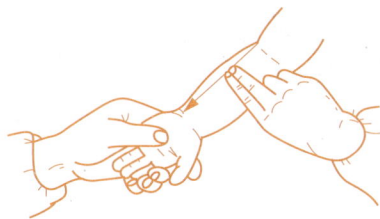

退六腑

2 顺时针摩腹：患儿取仰卧或坐位，医者用掌面或四指顺时针摩腹部。摩5分钟。

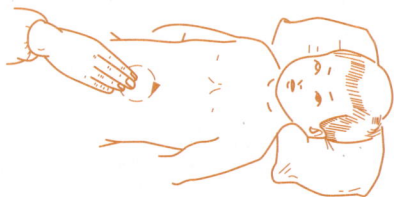

顺时针摩腹

3 按揉足三里：用拇指按揉外侧膝眼下3寸，胫骨外侧约一横指处的足三里。按揉50次。

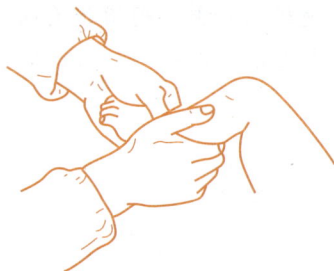

按揉足三里

4 按揉脾俞：用拇指或中指揉第十一胸椎棘突下，旁开1.5寸的脾俞。按揉50次。

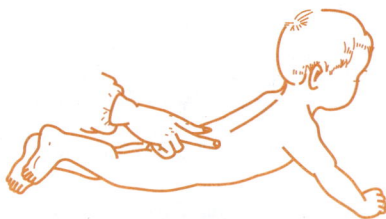

按揉脾俞

(2)心火上炎：清心经300次、揉小天心100次。

1 清心经：医者用左手握患儿之左手，用右手拇指螺纹面贴在小儿中指螺纹面上做向心直推。清300次。

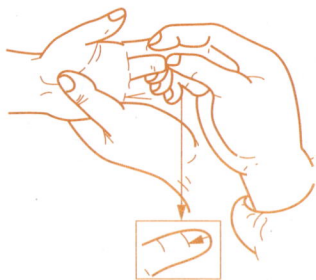

清心经

2 揉小天心：以拇指或中指端揉大小鱼际交接之凹陷中。揉100次。

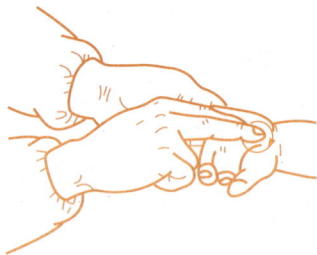

揉小天心

(3)**虚火上浮**：揉二马300次、揉涌泉50次。

1 揉二马：拇指指端揉手掌背面，第四、五掌骨小头后陷中。揉300次。

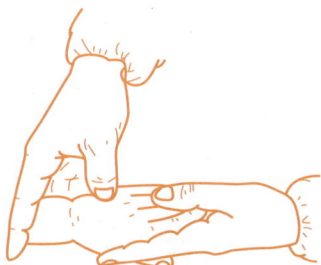

2 揉涌泉：用拇指端按揉足掌心前1/3凹陷处的涌泉穴。揉50次。

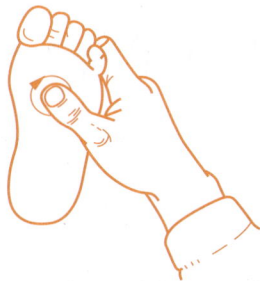

揉二马

揉涌泉

疗程：每日推拿1次，5次为1个疗程，直至痊愈。

（二）注意事项

1 保持口腔清洁，注意饮食卫生。

2 对急性热病、久病、久泻小儿，应经常检查口腔。

3 新生儿的口腔黏膜娇嫩，较易破损，清洁口腔时，不宜用粗硬布擦拭。

4 奶瓶、奶头、餐具等，宜经常清洁消毒。

二十二、小儿汗证

小儿汗证，是指小儿在安静状态下，全身或局部出汗过多为主的病证。汗证有盗汗与自汗之分，夜间入睡后汗出，醒后汗止者为盗汗；白天安静状态下，或稍作活动即汗出较多者为自汗。汗证多见于婴幼儿和学龄前儿童，尤其平素体质虚弱者，则更易发生汗证。婴幼儿睡后头部微有汗出，以及气候炎热，衣被过厚，剧烈活动，乳食过急等导致的汗出，均属正常生理现象，不为病态。汗证为中医病证，在西医学常见症状"多汗"中有相关记载。

（一）推拿治疗

主穴 揉肾顶 300 次。

揉肾顶：医者以拇指或中指端按揉小指顶端。揉 300 次。

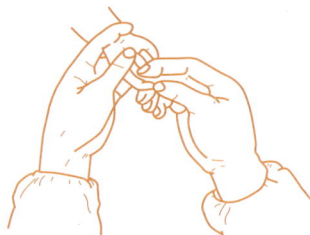

揉肾顶

分型配穴

		证型			
		表虚不固	营卫不和	气阴虚弱	脾胃积热
症状	主症	全身自汗为主，或伴盗汗，以头部胸部为多，或汗出遍身，动则尤甚	自汗为主，或兼盗汗，遍身汗出，或半身汗出	盗汗为主，或兼自汗，汗较多，遍布全身，动则尤甚	自汗盗汗，头额心胸四肢多汗，病程较短
	兼症	平时易感冒，神倦乏力，面色少华，手脚不温	微恶风寒，或伴有低热，经常感冒，或感冒初愈，或温热病后，精神疲倦，胃纳不振	神倦，嗜睡不易呼醒，口干，唇红，手足心热，或伴潮热，低热，气弱声微，形体消瘦	面色黄，颊红，口臭纳呆，腹胀腹痛，或肚腹胀大，小便或黄或如米泔，睡卧不宁
	舌脉	舌淡红，或舌边有齿印，苔薄嫩，脉细弱，指纹淡	舌淡红，苔薄白，脉浮，指纹淡	舌淡，苔少或剥，脉细弱，指纹淡	舌苔厚腻，脉滑，指纹紫滞

		证型			
		表虚不固	营卫不和	气阴虚弱	脾胃积热
治法	治则	益气固表，敛汗止汗	调和营卫	益气养阴	清热泻脾
	部位	上肢	上肢、背腰部	上肢、背腰部	上肢、背腰部

(1) 表虚不固：揉小天心100次、揉一窝风200次、补肾经200次、补脾经300次、补肺经200次、分手阴阳50次、清肝经100次。

1 揉小天心：以拇指或中指端揉大小鱼际交接之凹陷中。揉100次。

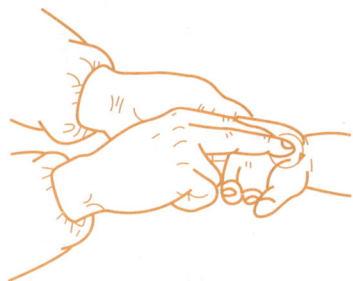

揉小天心

2 揉一窝风：以中指或拇指端按揉手背腕横纹中央之凹陷中。揉200次。

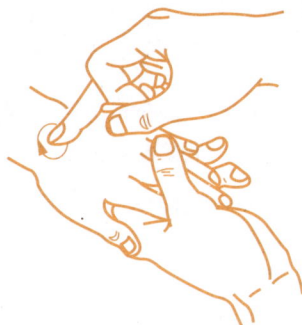

揉一窝风

3 补肾经：医者用左手握患儿之左手，用右手拇指螺纹面贴在小儿小指螺纹面上做旋推。补200次。

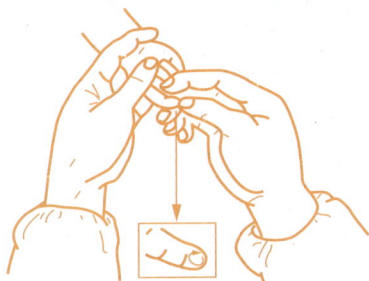

补肾经

4 补脾经：医者用左手握患儿之左手，用右手拇指螺纹面贴在小儿拇指螺纹面上做旋推。补300次。

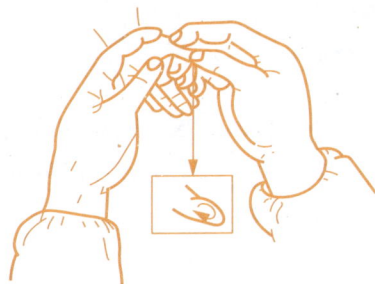

补脾经

5 补肺经：医者用左手握患儿之左手，用右手拇指螺纹面贴在小儿无名指螺纹面做向心性直推。补200次。

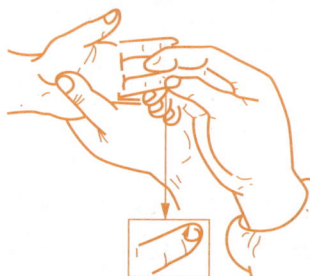

补肺经

6 分手阴阳：医者用两拇指自掌后横纹中（总筋）向两旁分推。分50次。

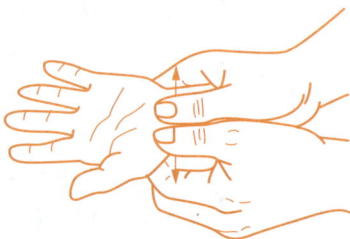

分手阴阳

7 清肝经：医者用左手握患儿之左手，用右手拇指螺纹面贴在小儿食指螺纹面上做向心直推。清100次。

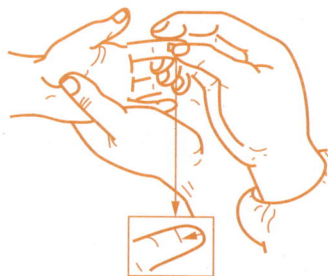

清肝经

(2)营卫不和：分手阴阳50次、揉小天心100次、揉板门200次、揉二马200次、清天河水100次、推脊100次、按揉风池5次。

1 分手阴阳：医者用两拇指自掌后横纹中（总筋）向两旁分推。分50次。

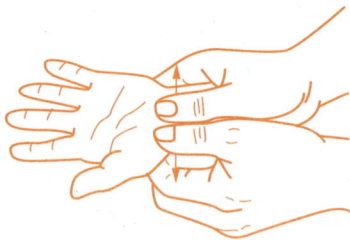

分手阴阳

2 揉小天心：以拇指或中指端揉大小鱼际交接之凹陷中。揉100次。

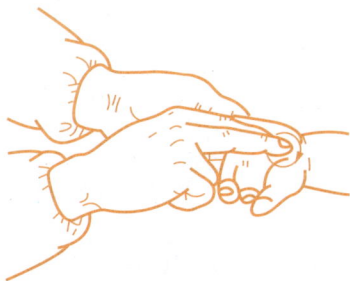

揉小天心

3 揉板门：医者用左手托住患儿之左手，用右手拇指或食指在大鱼际平面的中点上作揉法。揉200次。

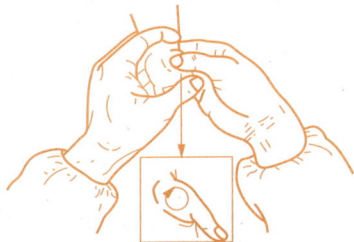

揉板门

4 掐揉二马：拇指指端揉或拇指指甲掐手掌背面，第四、五掌骨小头后陷中。揉200次。

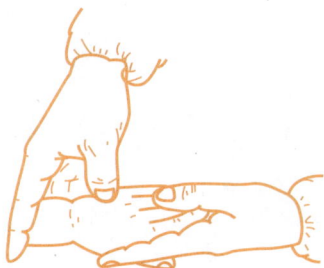

掐揉二马

5 清天河水：用食、中二指指腹，在前臂内侧正中从腕横纹起，推至肘横纹。清100次。

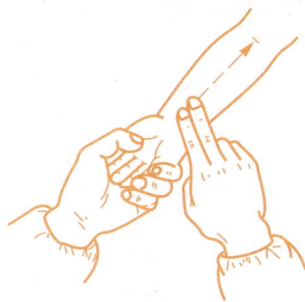

清天河水

6 推脊：医者用食、二指指腹自上而下由大椎推至长强。推100次。

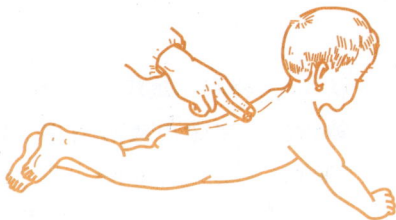

推脊

7 按揉风池：用双拇指按揉颈后枕骨下，胸锁乳突肌与斜方肌三角凹陷中的风池穴。按揉5次。

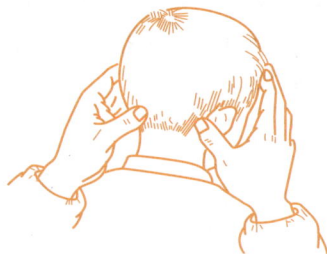

按揉风池

(3)气阴虚弱：补脾经300次、补肾经100次、揉二马100次、揉内劳宫50次、揉小天心100次、分手阴阳100次、揉板门200次、顺运内八卦100次、捏脊5遍。

1 补脾经：医者用左手握患儿之左手，用右手拇指螺纹面贴在小儿拇指螺纹面上做旋推。补300次。

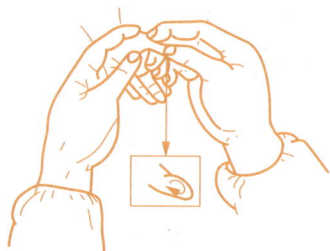

补脾经

2 补肾经：医者用左手握患儿之左手，用右手拇指螺纹面贴在小儿小指螺纹面上做旋推。补100次。

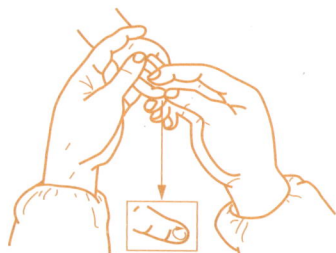

补肾经

3 揉二马：拇指指端揉手掌背面，第四、五掌骨小头后陷中。揉100次。

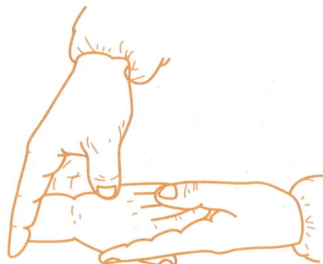

揉二马

4 揉内劳宫：用中指指端揉掌心中，握拳中指指端所对的内劳宫穴。揉 50 次。

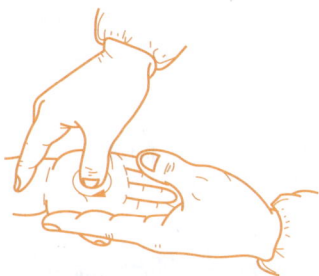

揉内劳宫

5 揉小天心：以拇指或中指端揉大小鱼际交接之凹陷中。揉 100 次。

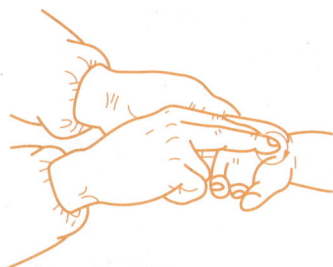

揉小天心

6 分手阴阳：医者用两拇指自掌后横纹中（总筋）向两旁分推。分 100 次。

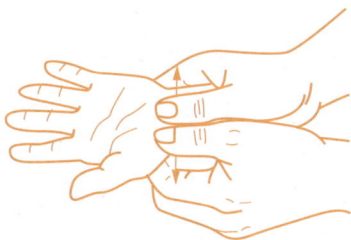

分手阴阳

7 揉板门：医者用左手托住患儿之左手，用右手拇指或食指在大鱼际平面的中点上作揉法。揉 200 次。

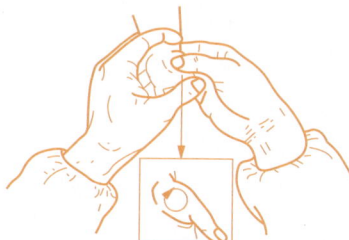

揉板门

8 顺运内八卦：用拇指面自乾向坎运至兑为一遍，在运至离时轻轻而过。运 100 次。

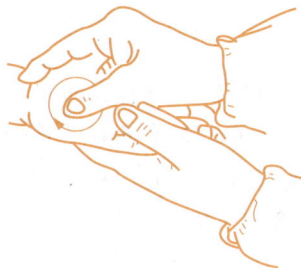

顺运内八卦

9 捏脊：双手用捏法自下而上由长强捏至大椎穴。捏5遍。

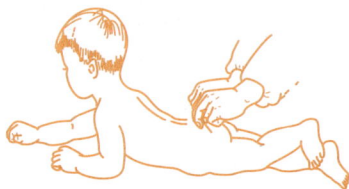 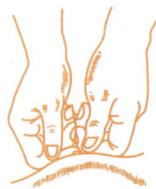

a.三指捏脊　　　　　　　　b.二指捏脊

捏脊

(4)脾胃积热：清胃经200次、揉板门200次、掐四横纹5次、清天河水300次、退六腑200次、分腹阴阳200次、推脊100次。

1 清胃经：用拇指或食指在大鱼际桡侧自掌根推向拇指根。清200次。

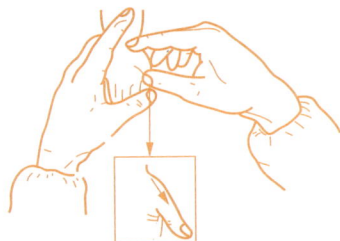

清胃经

2 揉板门：医者用左手托住患儿之左手，用右手拇指或食指在大鱼际平面的中点上作揉法。揉200次。

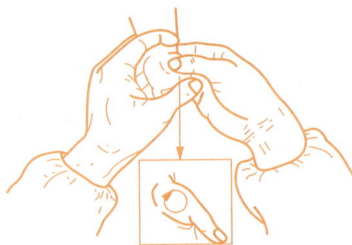

揉板门

3 掐四横纹：以拇指甲依次掐手掌面第二至第五指节第一指间关节横纹处的四横纹穴，继以揉之。各掐5次。

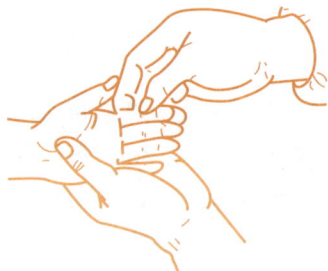

掐揉四横纹（四缝）

4 清天河水：用食、中二指指腹，在前臂内侧正中从腕横纹起，推至肘横纹。清 300 次。

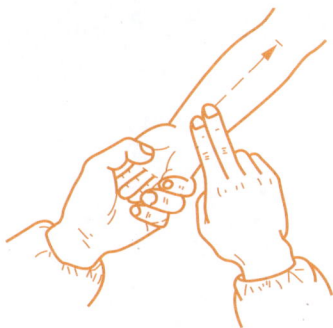

清天河水

5 退六腑：以食、中二指指腹，在前臂尺侧自肘关节推至掌根。退 200 次。

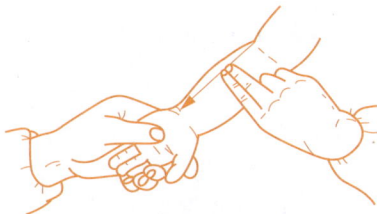

退六腑

6 分腹阴阳：患儿取仰卧或坐位，医者用两拇指端沿肋弓角边缘或自中脘至脐，向两旁分推。分 200 次。

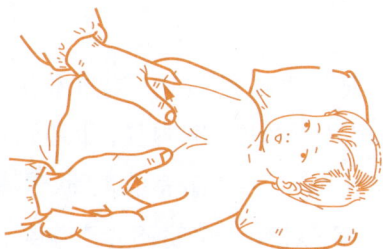

分腹阴阳

7 推脊：医者用食中指腹自上而下由大椎推至长强。推 100 次。

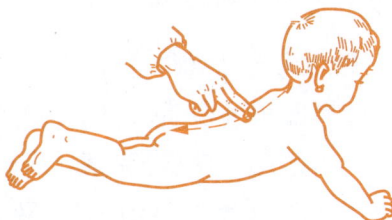

推脊

疗程： 每日推拿 1 次，10 次为 1 个疗程，直至症状消失。

（二）注意事项

❶ 患儿宜多晒太阳，户外活动，增强体质。

❷ 积极治疗各种急、慢性疾病，并注意病后调理。

③ 注意个人卫生，勤换衣被，保持皮肤清洁和干燥，拭汗用柔软干毛巾或纱布擦干，勿用湿冷毛巾，汗后避免直接吹风，以免受凉。

④ 汗出过多致津伤气耗者，应补充水分及容易消化而营养丰富的食物。勿食辛辣、煎炒、炙烤、肥甘厚味。

⑤ 室内温度湿度要调节适宜。

二十三、小儿肌性斜颈

小儿肌性斜颈又称先天性斜颈，是以患儿头向一侧倾斜，颜面旋向健侧为特征的疾病。引起斜颈的原因较多，如脊柱畸形，颈部肌肉麻痹等均可引起，但这不属于本节讨论的范围。本节只讨论因一侧胸锁乳突肌痉挛而造成的肌性斜颈。

（一）临床表现

患儿头向患侧倾斜，颜面部旋向健侧，患侧胸锁乳突肌中下段可触摸到肿块，底部稍可移动，当患儿颈部向健侧转动时，肿块突出明显，如勉强转动，可引起患儿疼痛，哭闹。病期较长者，可影响到患侧颜面的发育，而健侧颜面也产生适应性的改变，致使颜面部大小不对称。晚期还会产生继发性的代偿性颈椎侧凸畸形。

（二）推拿治疗

(1) 治疗原则：舒筋活血，软坚散结。

(2) 治疗步骤：按揉患侧胸锁乳突肌及肿块5～10分钟、拿捏患侧胸锁乳突肌3～5分钟、被动运动、抹患侧胸锁乳突肌20次、推揉风池1分钟、拿肩井5次。

1 按揉患侧胸锁乳突肌及肿块：小儿侧卧位或仰卧位，医者坐于健侧，按揉患侧胸锁乳突肌及肿块处 5 ~ 10 分钟。动作要轻柔。

2 拿捏患侧胸锁乳突肌：顺着小儿胸锁乳突肌肌肉由上而下反复拿捏 3 ~ 5 分钟。用力要轻，着力要深。

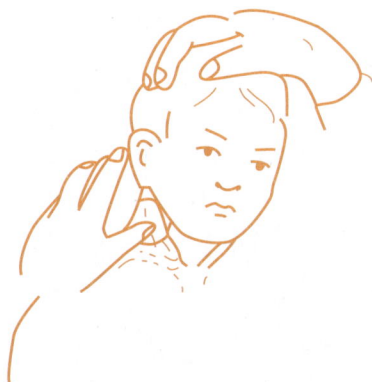

拇指揉胸锁乳突肌

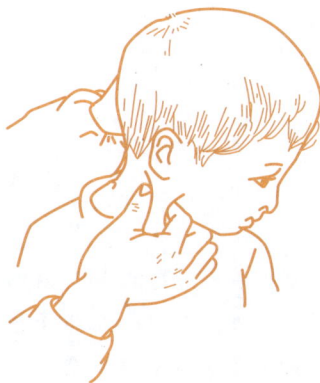

拿捏胸锁乳突肌

3 被动运动：配合颈部被动运动，以向健侧侧弯、患侧旋转为主，在全里范围内反复进行数次。运动要缓慢，幅度由小渐大。

小儿肌性斜颈的被动牵拉

A.小儿肌性斜颈的畸形外观

B.向健侧牵动，使健侧耳垂接近健侧肩部

C.使下颌部转向患侧

D.胸锁乳突肌的解剖

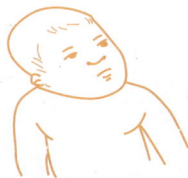

A

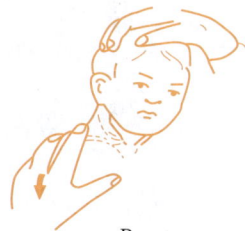

B

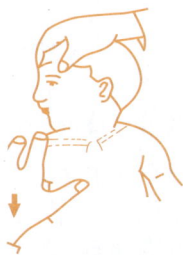

C

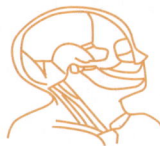

D

4 抹患侧胸锁乳突肌：用拇指指腹着力，在小儿患侧胸锁乳突肌处自上而下施推抹法20次。

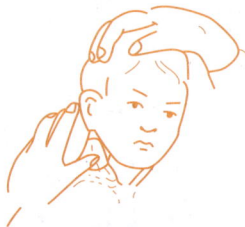

抹患侧胸锁乳突肌

5 推揉风池：用拇指螺纹面着力，推揉小儿患侧风池穴1分钟。

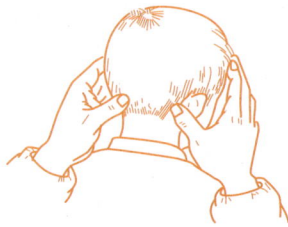

推揉风池

6 拿肩井：用拇指与其余四指相对用力，拿捏小儿脖子根部与肩峰连线的中央处肩井穴及周围大筋5次。

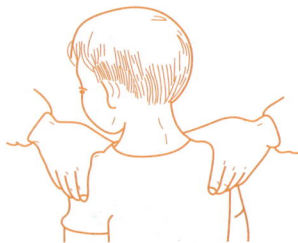

拿肩井

疗程：治疗越早，效果越好。一般在小儿出生3个月以内开始推拿较好，每日推拿1次，疗程较长，需2~3个月。

（三）注意事项

① 应与骨性斜颈、姿势性斜颈、神经性斜颈相鉴别。

② 及时发现，及时治疗。一般在出生3个月以内开始治疗为好。当肿块消失后，应继续推拿，直至颈部活动正常为止。

③ 病程长，经推拿治疗半年以上无效者，可考虑手术矫正。

④ 在日常生活中采用与头面畸形相反的动作以矫正，如喂奶、睡眠的枕垫或用玩具吸引患儿的注意力等。

⑤ 家属在患儿患侧胸锁乳突肌作相反方向的被动牵拉伸展运动。

二十四、佝偻病

佝偻病系因缺乏维生素 D 引起钙、磷代谢失常，而发生的以骨骼生长发育障碍为主的全身性疾病。维生素 D 是维持人体生长发育的必需物质之一。它能增加肠内钙、磷的吸收，维持钙、磷在骨骼中的正常代谢，使血液中的钙、磷沉着于骨骼的生长部位，并且使血液中的钙、磷保持一定的浓度。引起小儿维生素 D 缺乏的主要原因是日光照射不足，或饮食中维生素 D 含量不足，导致小儿维生素 D 缺乏而致病。此外，慢性呼吸道感染、胃肠道疾病和肝肾疾病，均可影响维生素 D 和钙、磷的吸收而引起本病。3 岁以内为主要发病年龄，6 个月～1 岁最多见。本病如在 2 岁以前抓紧治疗，可以不留后遗症，轻度骨畸形经 2～3 年可自然恢复正常，重度畸形恢复，可延迟到 10 岁左右，但有的畸形可残留终身。中医认为，本病与胎中失养、调护不当有关，肾气不足，脾胃虚弱所致。

（一）临床表现

(1) **常有非特异的神经精神症状**：如夜惊，经常于睡中惊跳，或轻微刺激即惊醒并常常哭闹，多汗，烦躁不安。

(2) **骨骼变化**：3～6 个月重症患儿的头后部颅骨软化，压之如乒乓球样，称乒乓头。8～9 个月患儿呈方颅，囟门大而迟闭，常在出生 18 个月后尚未闭合。胸的两侧肋骨与肋软骨交界处膨出，上下相连如串珠。胸廓畸形如鸡胸、漏斗胸，肋缘外翻。脊柱后侧弯如龟背。双下肢呈"O"形或"X"形，且出牙较迟，牙齿不整齐，容易发生蛀牙。

(3) **辅助检查**：血清碱性磷酸酶增高，血钙正常或稍低，血磷明显降低。X 片可见骨质疏松、骨膜增厚、骨骺线增宽而不整齐。

（二）推拿治疗

(1) **治疗原则**：健脾益肾，强壮筋骨。

(2) **治疗步骤**：补脾经 300 次、清胃经 100 次、补肾经 300 次、揉二马 300 次、按揉中脘穴50次、摩丹田5分钟、按揉足三里50次、按揉三阴交50次、按揉脾俞50次、按揉肾俞50次、捏脊捏5遍。

1 补脾经：医者用左手握患儿之左手，用右手拇指螺纹面贴在小儿拇指螺纹面上做旋推。补300次。

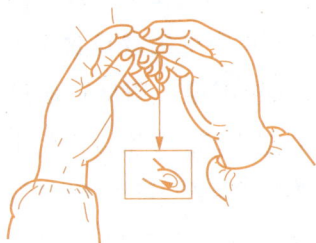

补脾经

2 清胃经：用拇指或食指在大鱼际桡侧自掌根推向拇指根。清100次。

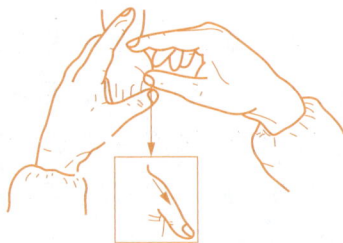

清胃经

3 补肾经：医者用左手握患儿之左手，用右手拇指螺纹面贴在小儿小指螺纹面上做旋推。补300次。

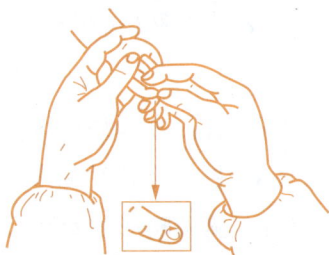

补肾经

4 揉二马：拇指指端揉或拇指指甲掐手掌背面，第四、五掌骨小头后陷中。揉300次。

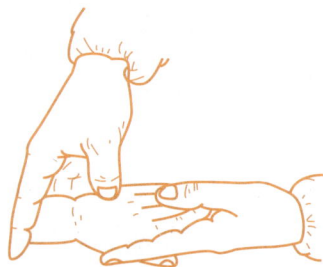

揉二马

5 按揉中脘穴：用掌根或拇指、食指、中指指端按揉脐上4寸的中脘穴。按揉50次。

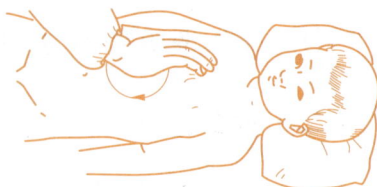

按揉中脘

6 摩丹田：掌根或四指摩小腹部，脐下 2.5 寸的丹田穴。摩 5 分钟。

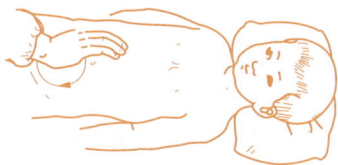

摩丹田

7 按揉足三里穴：用拇指按揉外侧膝眼下 3 寸，胫骨外侧约一横指处的足三里。按揉 50 次。

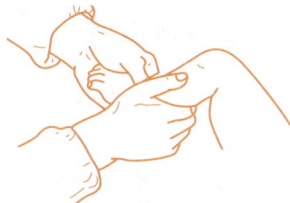

按揉足三里

8 按揉三阴交穴：用拇指或中指端按揉内踝尖直上 3 寸的三阴交穴。按揉 50 次。

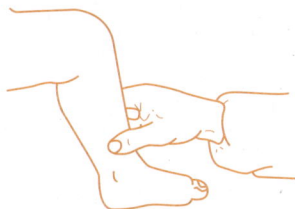

按揉三阴交

9 按揉脾俞：用拇指或中指揉第十一胸椎棘突下，旁开 1.5 寸的脾俞穴。按揉 50 次。

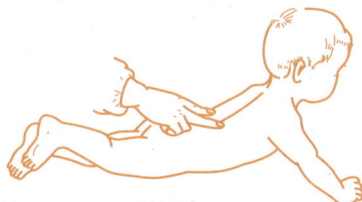

按揉脾俞

10 按揉肾俞：用双拇指揉第二腰椎棘突下，旁开 1.5 寸的肾俞穴，称揉肾俞。按揉 50 次。

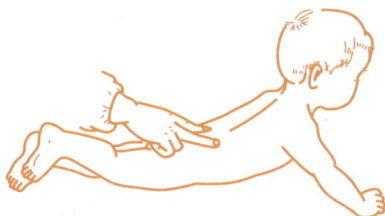

按揉肾俞

11 捏脊：双手用捏法自下而上由长强捏至大椎穴。捏 5 遍。

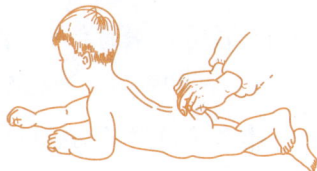

a.三指捏脊

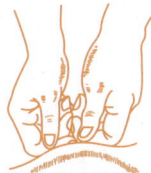

b.二指捏脊

捏脊

疗程：每日推拿治疗1次，10次为1个疗程。轻症佝偻病可以经过治疗达到痊愈。

（三）注意事项

① 患儿体质虚弱，抵抗力差，应及时治疗其他慢性病，并预防感染。

② 多晒太阳，尽量使日光直接与皮肤接触，但也要避免暴晒中暑或受凉。

③ 不要使患儿过早、过多站立、行走，扶、抱时应注意姿势正确，以免发生骨骼畸形。

④ 饮食方面，对较小婴儿应提倡母乳喂养，对较大婴儿应注意添加辅食，多食水果、蔬菜、蛋黄等。

二十五、脑性瘫痪

脑性瘫痪，简称脑瘫，是指出生前至出生后1个月内发育期非进行性脑损伤所致的综合征，属中医"五迟"、"五软"等范畴。本病可因产前、产时、产后脑部的感染、出血、缺氧、中毒以及外伤等因素引起。其临床表现比较复杂，可表现为强直性瘫痪、肌张力增高、腱反射亢进、皮肤浅反射减退或消失、病理反射阳性等。病情严重者常出现智力障碍、语言障碍、二便失控、流涎、颈软、斜视、四肢肌肉痉挛及不能站立、行走等。病程较长者可出现失用性肌萎缩。推拿治疗对脑瘫初期效果明显，单侧瘫优于双侧瘫，且下肢见效快。中医认为，先天亏虚，气血不足，致髓海空虚，筋骨不强；或产时损伤，气血瘀滞，经络不通，肢体筋脉失养，而致瘫痪。

（一）临床表现

(1) 中枢性运动障碍及姿势异常，同时常伴有不同程度的智力障碍及视觉、听觉、言语、行为等障碍。

(2)排除脑部进行性疾患引起的瘫痪，或一过性的运动障碍，以及运动功能发育迟缓。

(3)根据运动障碍的程度及涉及的部位，可分为三种。

① 单侧瘫：运动障碍只累及一侧肢体者，分三度。

轻度：受累手在日常生活中能单独运用。

中度：受累手仅能在健侧手运用时协助动作。

重度：受累手除作为支撑外，没有实用功能。

② 双侧瘫：运动障碍不对称地累及两侧肢体，导致双侧瘫，以下肢较严重，分三度。

轻度：能独立行走，步态显得笨拙。

中度：能行走，但摇晃，易跌倒，不会奔跑。

重度：给予充分的支持后，或许可行走。

③ 四肢瘫：一般上肢的情况重于下肢，按运动障碍的程度分三度。

轻度：上肢保留某些功能。

中度：下肢保留某些功能。

重度：上下肢功能均丧失。

（二）推拿治疗

(1)治疗原则：健脑开窍，补脾益肾，疏经通络，缓解痉挛。

(2)治疗步骤：开天门30次、推坎宫30次、揉太阳30次、揉耳后高骨30次、50次、按揉四神聪50次、补脾经300次、补肾经300次、揉二马300次、顺运内八卦50次、按揉足三里50次、揉三阴交50次、拿揉四肢5次。

开天门：两拇指自下而上自两眉中点交替直推至前发际。推30次。

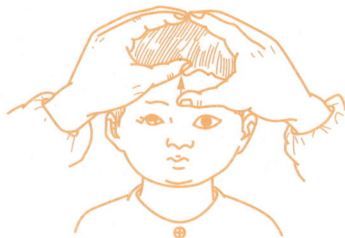

开天门

2 推坎宫：两拇指自眉心向两侧眉梢分推。推 30 次。

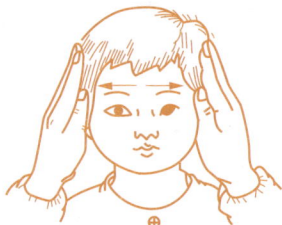

推坎宫

3 揉太阳：用中指端向耳方向揉太阳穴。揉 30 次

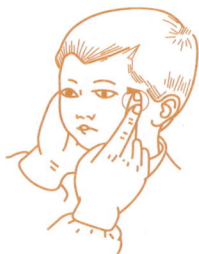

揉太阳

4 揉耳后高骨：用两拇指或中指端按揉乳突后缘高骨下凹陷中。揉 30 次。

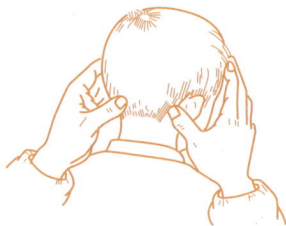

按揉耳后高骨

5 按揉百会：用指端或掌心按揉头顶正中线与两耳尖连线之交点的百会穴。按揉 50 次。

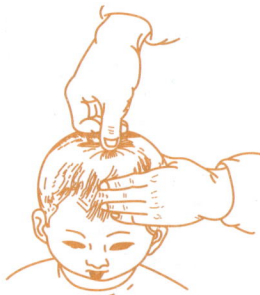

按揉百会

6 按揉四神聪：用指端按揉头顶百会前、后、左、右各开旁 1 寸处的四神聪穴。各按揉 50 次。

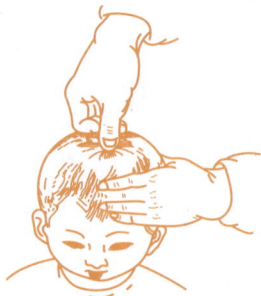

按揉四神聪

7 补脾经：医者用左手握患儿之左手，用右手拇指螺纹面贴在小儿拇指螺纹面上做旋推。补 300 次。

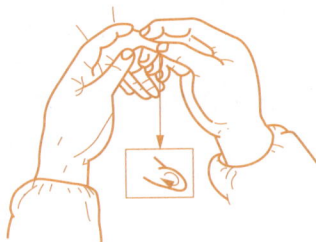

补脾经

8 补肾经：医者用左手握患儿之左手，用右手拇指螺纹面贴在小儿小指螺纹面上做旋推。补 300 次。

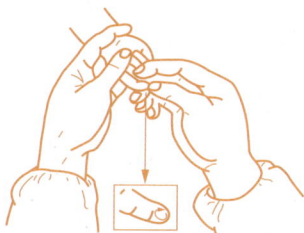

补肾经

9 揉二马：双拇指指端揉手掌背面，第四、五掌骨小头后陷中。揉 300 次。

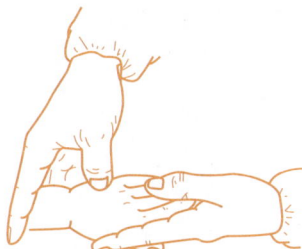

揉二马

10 顺运内八卦：用拇指面自乾向坎运至兑为一遍，在运至离时轻轻而过。运 50 次。

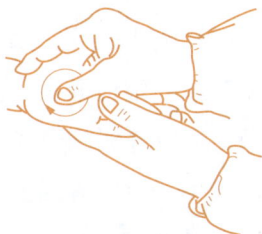

顺运内八卦

11 按揉足三里：用拇指按揉外侧膝眼下 3 寸，胫骨外侧约一横指处的足三里。按揉 50 次。

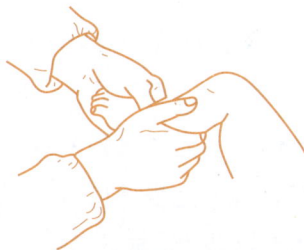

按揉足三里

12 揉三阴交：用拇指或中指端按揉内踝尖直上 3 寸的三阴交穴。揉 50 次。

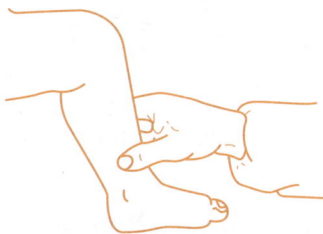

按揉三阴交

13 拿揉四肢：拇指与四指相对，拿揉四肢肌肉。拿揉 5 次。

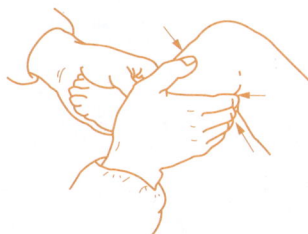

拿揉四肢

疗程：每日推拿治疗1~2次，1个月为1个疗程。疗程间隔2~3天，继续下1个疗程。该病疗程较长，应耐心治疗，直至有明显好转或痊愈。

（三）注意事项

① 早诊断，早治疗。治疗越早效果越好。

② 治疗期间应使小儿做患肢的主、被动运动。

③ 加强小儿智力、语言的锻炼，及耐心教育。

④ 注意保持小儿心理健康，鼓励小儿进行力所能及的活动。

二十六、近视

近视是以视远物模糊不清，视近物正常为特征的一种眼病。中医称之为"能近怯远"症。近视可分为3种：因眼球前后径过长引起的轴性近视；因角膜和晶状体的屈光力过强所致的屈旋光性近视；因学习或工作时间过长，光线照明不合理，坐姿不良或光线暗淡下长时间近距离读书、写字等因素，使睫状肌过度疲劳，造成调节功能下降而形成的假性近视。本病多发生于青少年。中医认为，由于禀赋不足，或身体缺乏运动锻炼，睡眠不足，用眼疲劳而致神伤气弱发为本病。推拿对假性近视治疗效果显著。

（一）临床表现

(1)视远物模糊，视近物清晰，可伴有眼胀、头痛、心烦、失眠、健忘、神疲乏力。

(2)临床上3屈光度以下的属轻度近视；3~6屈光度属中度近视；6屈光度以上属高度近视。

(3)视力表检测近视力正常，远视力低于1.0，但能用凹透镜矫正。眼底检查，中度以上轴性近视,视乳头颞侧出现弧形斑,高度近视眼底易发生退行性变性黄斑、出血、萎缩斑等。

（二）推拿治疗

(1) 治疗原则：解痉明目。

(2) 治疗步骤：开天门24次、推坎宫24次、揉太阳24次、双拇指按揉眼周3min、按揉攒竹100次、按揉鱼腰100次、揉丝竹空100次、挤捏睛明酸胀为度、点揉四白100次、揉太阳30次、刮眼眶30次、按揉风池50次、拿肩井5次。

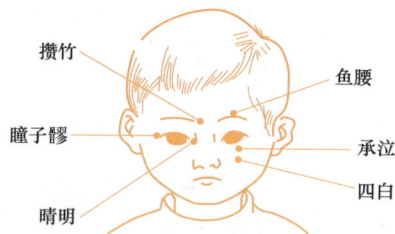

眼周穴位

攒竹　鱼腰
瞳子髎　承泣
睛明　四白

1 开天门：两拇指自下而上自两眉中点交替直推至前发际。推24次。

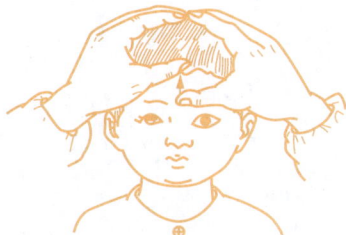

开天门

2 推坎宫：两拇指自眉心向两侧眉梢分推。推24次。

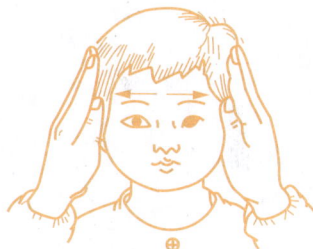

推坎宫

3 揉太阳：用中指端向耳方向揉太阳穴。揉24次。

4 双拇指按揉眼周3分钟。

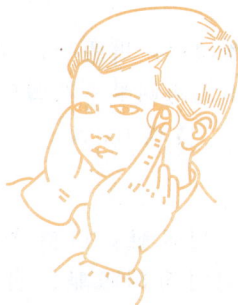

揉太阳

5 按揉攒竹：用食、中两指螺纹面着力，分别按揉小儿两侧眉头凹陷中的攒竹穴。按揉100次。

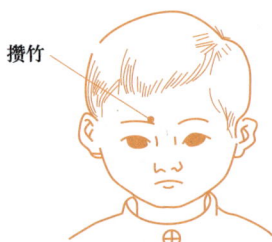

攒竹

按揉攒竹

6 按揉鱼腰：用两手拇指螺纹面着力，分别按揉两侧眉毛中点处的鱼腰穴。按揉100次。

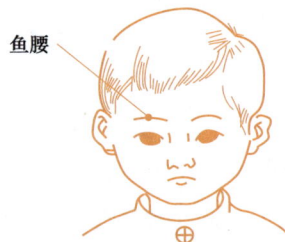

鱼腰

按揉鱼腰

7 揉丝竹空：用两手中指螺纹面着力，分别按揉小儿两侧眉梢处的丝竹空穴。按揉100次。

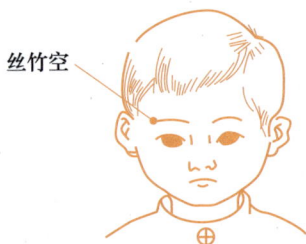

丝竹空

揉丝竹空

8 挤捏睛明：以左或右手拇指、食指分别置于双侧睛明穴上，做相对用力的挤捏。以局部酸胀为度。

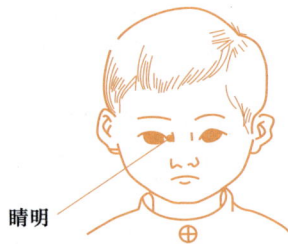

睛明

挤捏睛明

9 点揉四白：用两手拇指分别点揉小儿两侧眶下孔凹陷处的四白穴。点揉100次。

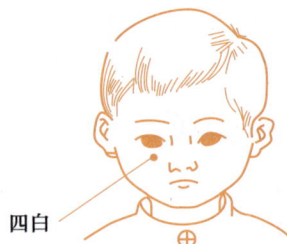

10 刮眼眶：以双手拇指桡侧面刮眼眶，自内向外刮眼眶。刮30次。

四白

点揉四白

11 按揉风池：用拇指、食指按揉或用拿法拿颈后枕骨下，胸锁乳突肌与斜方肌三角凹陷中的风池穴。按揉50次。

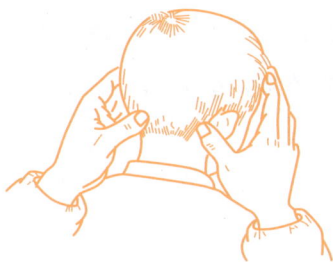

按揉风池

12 拿肩井：用拇指与其余四指相对用力，拿捏小儿脖子根部与肩峰连线的中央处肩井穴及周围大筋。拿5次。

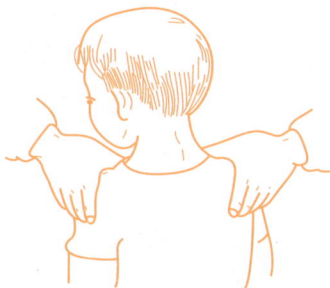

拿肩井

疗程： 每日推拿1~2次，10次为1个疗程，连续治疗2~3个月。

（三）注意事项

① 在推拿治疗的过程中要配合眼保健操，经常向远处的景色眺望。

② 纠正不良的阅读习惯，注意用眼卫生。

③ 加强体育锻炼，适当加强营养。

④ 不要长时间看书、看电视和使用电脑，每隔半小时或1小时用手掌按揉双眼，避免用眼疲劳。

二十七、斜视

斜视即眼位偏斜，是指两眼的视线有偏斜，不能同时指向同一目标，以致外界的物像不能落在两眼视网膜对应点上。临床上以内斜视和外斜视为多见，俗称"斗鸡眼"和"斜白眼"。正常人在平视不同距离的物体时，其眼球的运动及其在眼裂中的位置，可由眼外肌调节，并受大脑皮质和皮质下中枢所控制。若支配眼外肌的颅神经麻痹时，由于眼外肌肌力丧失，可引起麻痹性斜视；若小儿先天性屈光不正或眼轴过长、过短，导致某一眼外肌的过度使用或使用不足而发生肌力平衡障碍，则产生共同性斜视。如小儿为先天性远视，则即使在看较远物体时，也会有聚合反应，频繁的聚合动作，造成眼内直肌痉挛肥大，引起内斜视；若小儿为先天性近视，则即使在看较近物体时，也不产生聚合反应，由于缺乏聚合动作的刺激，造成眼内直肌肌力不足，引起外斜视。

（一）临床表现

本病以双眼注视目标时，一眼的视线偏离目标为其临床特点。

(1) **麻痹性斜视**：可骤然发生，一侧斜视多见，伴复视、头晕、眼球运动障碍、代偿性倾斜头位。

(2) **共同性斜视**：为逐渐发生、发展，家长常不能确定发病时间，两眼平视前方时，眼球偏于眼裂的内侧或外侧。经常斜视的一眼其视力常显著减退，无复视、眼球运动障碍。－无头昏及代偿性倾斜头位。

(3) **检查**

①眼科检查可发现眼位偏斜。

②麻痹性斜视患儿，歪头试验阳性，投射失误，眼性斜颈，眼球运动障碍，可有其他颅神经损害体征。

③共同性斜视患儿，视力减退，屈光不正，三棱镜遮盖法和角膜映光法可测出患儿的斜视度。

（二）推拿治疗

(1) **治疗原则**：舒筋活络，调节眼肌功能。

(2) **治疗步骤**：揉睛明穴 100 次、揉攒竹穴 100 次、揉瞳子髎穴 100 次、揉四白穴 100 次、揉太阳穴 100 次、抹眼眶 50 次、拿合谷穴 3~5 次、按揉风池 5 次。

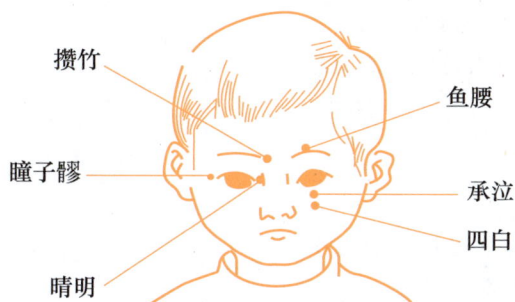

攒竹

鱼腰

瞳子髎

承泣

四白

睛明

眼周穴位

1 揉睛明穴：用食、中两指分别按揉小儿两侧目内眦旁的睛明穴 100 次。

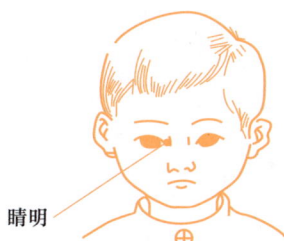

睛明

揉睛明穴

2 揉攒竹穴：用食、中两指分别按揉小儿两侧眉头凹陷中的攒竹穴 100 次。

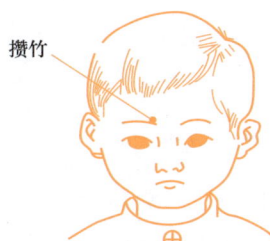

攒竹

揉攒竹穴

3 揉瞳子髎穴：用两手拇指分别揉按小儿两目外眦外侧的瞳子髎穴 100 次。

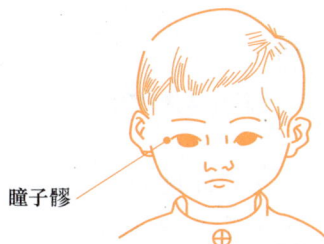

瞳子髎

揉瞳子髎穴

4 揉四白穴：用两手拇指分别按揉小儿两侧眶下孔凹陷处的四白穴 100 次。

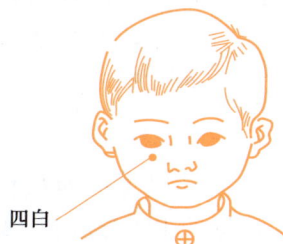

四白

揉四白穴

5 揉太阳穴：用两手拇指分别按揉小儿两侧眉梢和目外眦之间向后约1寸处凹陷中的太阳穴100次。

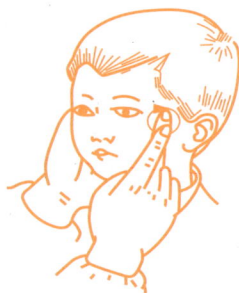

揉太阳穴

6 抹眼眶：用两手拇指分别沿小儿的眼眶自内向外抹动，上下眼眶各50次。

7 拿合谷穴：用拇指与食、中指对应用力，拿捏小儿双侧手背第一、二掌骨之间的合谷穴，各3～5次。

合谷穴

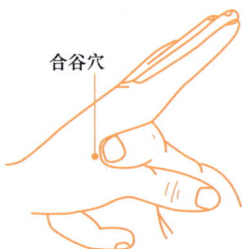

拿合谷穴

8 按揉风池：用双拇指按揉颈后枕骨下，胸锁乳突肌与斜方肌三角凹陷中的风池穴。按揉5次。

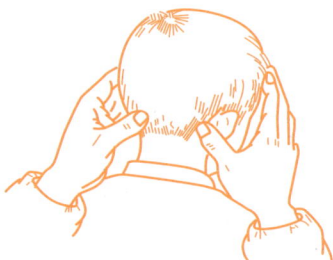

按揉风池

9 内斜视者：加按揉小儿两侧目内眦旁的睛明穴200次。

10 外斜视者：加按揉小儿两目外眦外侧的瞳子髎穴200次。

睛明　　鱼腰
瞳子髎
球后

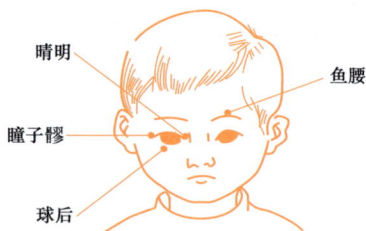

斜视按揉眼周穴位

11 上斜视者：加按揉眶下缘外1/4与内3/4交界处的球后穴200次。

12 下斜视者：加按揉小儿眉毛中点处的鱼腰穴200次。

(3)**疗程**：每日推拿治疗1次，2周为1个疗程。

（三）注意事项

❶ 对于共同性斜视可配戴眼镜以矫正屈光异常。

❷ 平时注意用眼卫生。

❸ 麻痹性斜视大多数与中枢神经系统的病变有关，推拿只作为辅助治疗。

❹ 推拿治疗斜视效果不佳时，则应考虑手术治疗。

二十八、慢性鼻炎

慢性鼻炎是指鼻腔黏膜及黏膜下层的慢性炎症。急性鼻炎反复发作或治疗不彻底是造成慢性鼻炎最常见的原因。此外，慢性扁桃体炎、鼻中隔偏曲、鼻窦炎等邻近组织病灶反复感染的影响，或受外界有害气体、粉尘、干燥、潮湿、高温等长期刺激，以及急性传染病或慢性消耗性疾病，都可导致本病的发生。中医学认为，慢性鼻炎主要与肺的功能有关，因为"鼻为肺之窍"，鼻的各种功能正常，主要依赖肺气的作用。

（一）临床表现

本病的主要症状有鼻塞、流涕，遇冷空气刺激时加重，鼻腔分泌物为黏液脓性，鼻腔分泌物增多，可伴有嗅觉减退，咽喉干燥，有的患者因而发生头痛、头晕等症状。

（二）推拿治疗

(1)**治疗原则**：推拿能宣肺通窍，清热消炎，增强鼻的抗病能力。

(2)**治疗步骤**：开天门50次、推坎宫50次、运太阳50次、补肺经300次、补脾经300次、补肾经300次、揉外劳宫300次、掐揉二扇门5次、揉二马300次、黄蜂入洞50～100次、按揉迎香50次、擦鼻翼发热为度、揉大椎100次、揉百会50次。

1 开天门：两拇指自下而上自两眉中点交替直推至前发际。推50次。

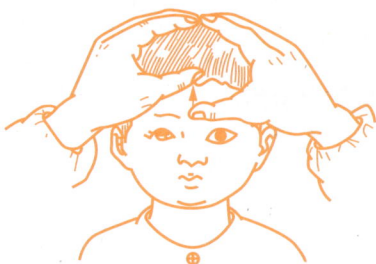

开天门

2 推坎宫：用手两拇指螺纹面自小儿眉头向眉梢分推坎宫穴。推50次。

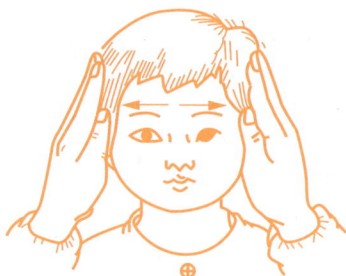

推坎宫

3 运太阳：用双手中指指腹向小儿耳方向揉运太阳穴。运50次。

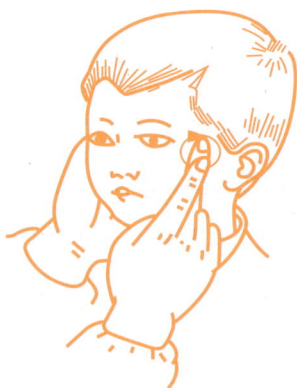

揉太阳

4 补肺经：医者用左手握患儿之左手，用右手拇指螺纹面贴在小儿无名指螺纹面上做旋推。补300次。

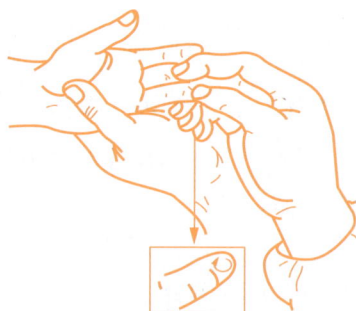

补肺经

5 补脾经：医者用左手握患儿之左手，用右手拇指螺纹面贴在小儿拇指螺纹面上做旋推。补 300 次。

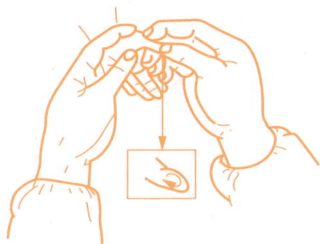

补脾经

6 补肾经：医者用左手握患儿之左手，用右手拇指螺纹面贴在小儿小指螺纹面上做旋推。补 300 次。

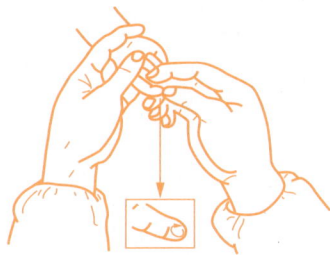

补肾经

7 揉外劳宫：用中指端揉手背中，与内劳宫相对处。揉 300 次。

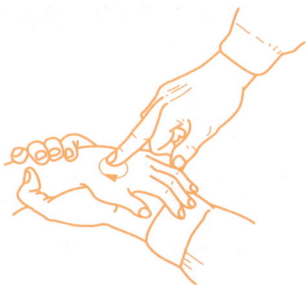

揉外劳宫

8 掐揉二扇门：以两拇指甲掐手背中指本节两旁陷中，继以揉之。掐揉 5 次。

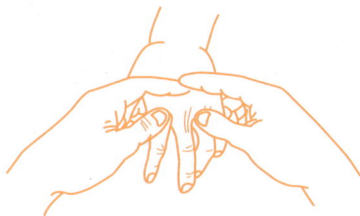

掐揉二扇门

9 揉二马：拇指指端揉手掌背面，第四、五掌骨小头后陷中。揉 300 次。

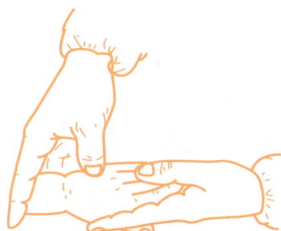

掐揉二马

10 黄蜂入洞：用食、中两指指端在小儿两鼻孔下缘揉 50～100 次。

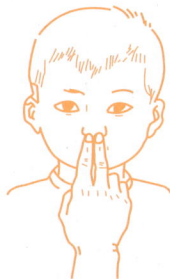

黄蜂入洞

11 按揉迎香：以食、中二指指端按揉迎香穴 50 次。

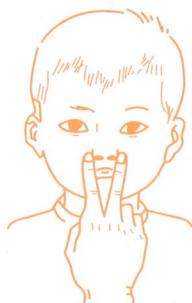

揉迎香

12 擦鼻翼：直擦鼻翼两侧至发热为度。

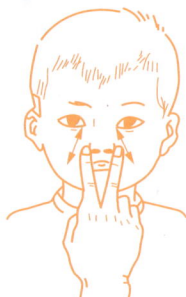

擦鼻翼

13 揉大椎：以拇指或中指指端按揉大椎穴。揉 100 次。

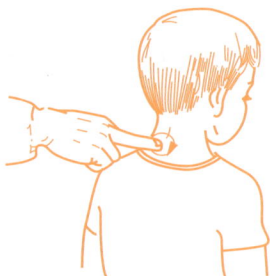

揉大椎

14 揉百会：用指端或掌心按揉头顶正中线与两耳尖连线之交点的百会穴。揉 50 次。

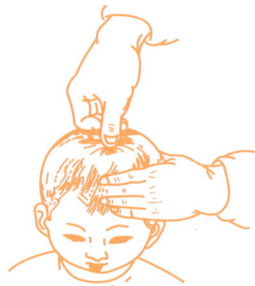

揉百会

疗程：每日推拿治疗 1 次，1 个月为 1 个疗程。推拿治疗慢性鼻炎必须持之以恒，不要间断。

（三）注意事项

❶ 患儿平时应加强锻炼，适当户外活动，增强抵抗力。

❷ 注意营养，多吃含维生素丰富的食物，保持大便通畅。

未病先防

——小儿推拿保健

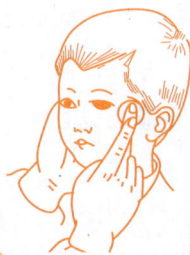

　　小儿从出生到成年，处于不断生长发育的过程中，无论是形体解剖、还是生理病理、疾病免疫等方面，都与成年人有所不同，且年龄越小越显著。因此不能把小儿看成是成人的缩影。根据小儿的生理病理特点，以中医理论为指导，运用推拿手法应用于小儿机体的体表特定部位或穴位上，以调整脏腑经络气血功能，从而达到防治疾病，促进小儿健康发育成长的目的，称为小儿推拿保健。小儿推拿保健距今已有一千多年的悠久历史。唐·孙思邈《千金要方》载："小儿虽无病，早起常以膏摩囟上及手足心，甚避寒风。"说明小儿推拿具有强身健体，预防疾病的良好作用。

　　我国历代医家在长期同疾病做斗争的实践中充分认识到预防疾病的重要意义。早在《黄帝内经》中就已经有了"不治已病治未病"的记载。小儿保健推拿，可以促进小儿生长发育，提高抗病能力，开发儿童智力，有利于小儿健康成长。推拿操作手法简便，安全可靠，无针药之苦，家长易学易懂，便于掌握。只需有耐心，坚持按疗程进行，就能取得明显的保健效果。下面介绍几种常用的小儿保健推拿方法。

一、小儿明目推拿保健

　　眼睛是人体的重要视觉器官，其主要生理功能是视物辨色，表达感情。保护视力对生活起居、工作学习、保持充沛的精力有密切的关系，而不少学龄儿童不注意保护眼睛，看书写字姿势不当，长时间近距离阅读、看电视、玩电子游戏，造成视力疲劳，头昏脑胀，久之视力减退，逐渐变成近视眼，所以从小必须养成保护眼睛的良好习惯。眼部保健推拿法是通过推拿手法对穴位的刺激，达到疏通经络，调和气血，增强眼部周围的血液循环，改善眼部神经的营养，解除眼肌的疲劳。为了保护视力，预防近视，同时应注意用眼卫生。

小儿明目推拿保健方法

💬 **推拿方案**

　　按揉攒竹100次、按揉鱼腰100次、揉丝竹空100次、挤捏睛明酸胀为度、点揉四白100次、揉太阳30次、刮眼眶100次、按揉风池50次。

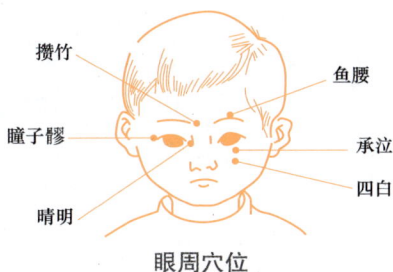

攒竹

鱼腰

瞳子髎

承泣

四白

睛明

眼周穴位

1 按揉攒竹

用食、中两指螺纹面着力，分别按揉小儿两侧眉头凹陷中的攒竹穴。按揉100次。

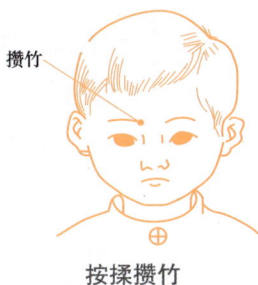

攒竹

按揉攒竹

2 按揉鱼腰

用两手拇指螺纹面着力，分别按揉两侧眉毛中点处的鱼腰穴。按揉100次。

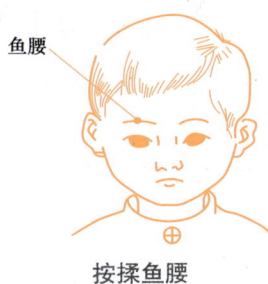

鱼腰

按揉鱼腰

3 揉丝竹空

用两手中指螺纹面着力，分别按揉小儿两侧眉梢处的丝竹空穴。按揉100次。

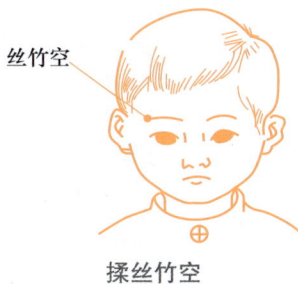

丝竹空

揉丝竹空

4 挤捏睛明

以左或右手拇指、食指分别置于双侧睛明穴上，做相对用力的挤捏，以局部酸胀为度。

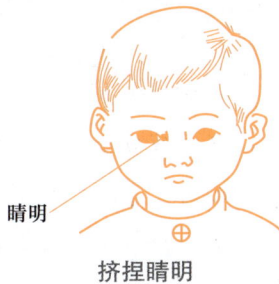

睛明

挤捏睛明

5 点揉四白 用两手拇指分别点揉小儿两侧眶下孔凹陷处的四白穴。点揉100次。

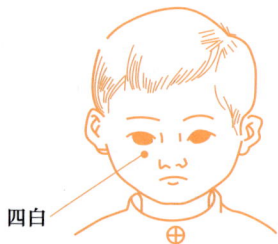

四白

点揉四白

6 揉太阳 用中指端向耳方向揉太阳穴。揉30次。

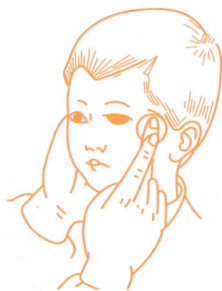

揉太阳

7 刮眼眶 以双手食指第二节桡侧面刮眼眶,自上而下为一圈,轮刮上下一圈计四拍,共100次。

8 按揉风池 用拇指、食指按揉或用拿法颈后枕骨下,胸锁乳突肌与斜方肌三角凹陷中的风池穴。按揉50次。

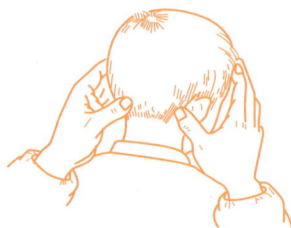

按揉风池

♥ 注意事项

1. 本法对7～15岁的少年儿童最适用,每天可在课间或作业后进行。

2. 要经常督促学生剪短指甲,保持双手清洁。

3. 按揉穴位要正确,手法要轻缓,以轻微酸胀为度,不要过分用力,以免擦伤皮肤。

4. 操作完毕可以目视远处绿色植物。

二、小儿鼻部推拿保健

小儿鼻部推拿保健方法

鼻为肺窍，是呼吸的通道，司嗅觉，辨香臭，助发音。小儿鼻腔狭窄，鼻黏膜柔嫩，血管丰富，易受感染而充血肿胀，引起急、慢性鼻炎，出现鼻塞和呼吸困难等症状。进行鼻部保健推拿，具有祛邪开窍，行气活血，疏通经络的作用，可以保护鼻腔，预防鼻炎、鼻出血、感冒等病症。

推拿方案

揉迎香50～100次、揉山根100次、按揉风池50次、擦鼻翼发热为度。

1 揉迎香 用两手拇指或一手食中二指螺纹面着力，分别按揉左右迎香穴。揉50～100次。

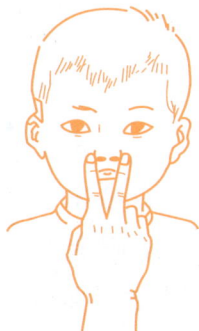

揉迎香

2 揉山根 用中指螺纹面着力，按揉两目内眦连线的中点处山根穴。揉100次。

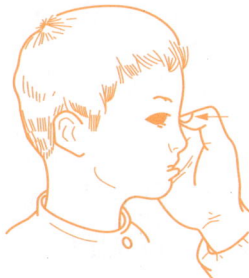

揉山根

3 按揉风池 用拇指、食指按揉或用拿法颈后枕骨下，胸锁乳突肌与斜方肌三角凹陷中的风池穴。按揉50次。

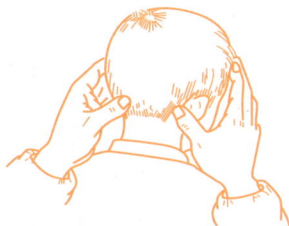

按揉风池

④ 擦鼻翼 用两手拇指或者一手食中指腹沿鼻翼两侧，由迎香穴向上擦至鼻根，擦到局部发热。

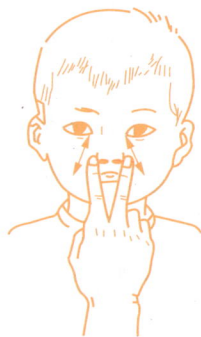

擦鼻翼

> ♥ **注意事项**
>
> 1. 推拿要循序渐进，持之以恒，必能见效。
> 2. 易发上呼吸道感染的小儿，应在夏季即进行鼻部保健推拿，以致天气骤然变化时，避免疾病的发生。
> 3. 冬季风寒，可佩戴口罩防寒保暖。

三、小儿安神推拿保健

小儿安神推拿方法

精神调摄是中医保健中极为重要的内容，古人认为：心主神明。如小儿精神振作，二目有神、表情活泼、面色红润、呼吸调匀，均为气血调和，神气充沛无病的表现，即使有病也多轻而易愈。但是由于小儿时期，神识未发，神气怯弱，神经系统发育不健全，对外界事物刺激易引起强烈的反应。小儿病理特点为心气有余，惊触异物，耳闻异声，易受惊吓，甚则惊厥，故病多惊悸哭叫，手足动摇，神乱不安等，因此小儿的精神调摄是极为重要的。应用安神保健法能镇惊熄风，滋阴养血，宁心安神，对心肝血虚、心神失养、神志不宁等症也能起到治疗和防微杜渐的作用；对小儿突然见异物，或听到大声刺激或失足跌仆等引起的发热、面色时青或时红、梦中呓语、手足蠕动、夜卧不安，甚至抽风搐搦等也有显著效果。

推拿方案

揉小天心100次、按揉中脘50次、摩腹5分钟、按揉风池50次、捏脊5遍、按揉涌泉100次。

1 揉小天心 以拇指或中指端揉大小鱼际交接之凹陷中。揉100次。

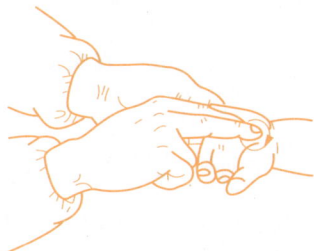

揉小天心

2 按揉中脘 用掌根或拇指、食指、中指指端按揉脐上4寸的中脘穴。按揉50次。

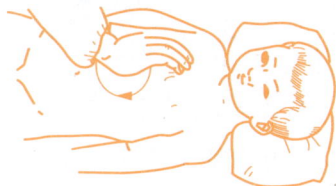

揉中脘

3 摩腹 用掌面或四指摩腹部。先顺时针再逆时针操作,共摩5分钟。

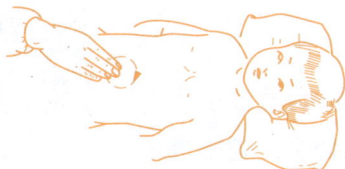

顺时针摩腹

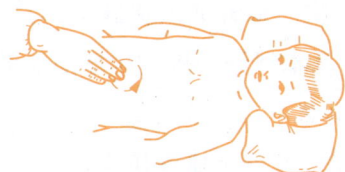

逆时针摩腹

4 按揉风池 用拇指、食指按揉或用拿法颈后枕骨下,胸锁乳突肌与斜方肌三角凹陷中的风池穴50次。

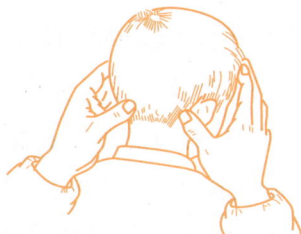

按揉风池

5 捏脊 双手用捏法自下而上沿脊柱两侧由长强捏至大椎穴。捏5遍。

6 按揉涌泉 用拇指端按揉足掌心前1/3凹陷处。按揉100次。

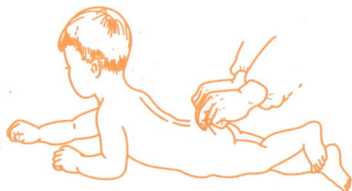

a.三指捏脊

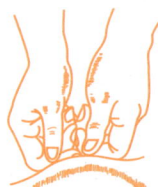

b.二指捏脊

捏脊

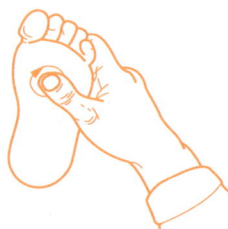

揉涌泉

♥ 注意事项

1. 睡前或下午进行治疗为好，每日操作1次，6次为1个疗程，可连续2个疗程。

2. 保证小儿有足够的睡眠。

3. 养成良好的睡眠习惯，睡前切勿逗引玩笑，以免使小儿过度兴奋。

四、小儿健脾和胃推拿保健

小儿健脾和胃推拿保健方法

　　脾胃为后天之本，主运化水谷和输布精微，为气血生化之源，小儿脏腑形态发育未全，故运化功能也未健全。若喂养不当或饮食所伤，则出现积滞、呕吐、泄泻、厌食等症，所以中医学有小儿脾常不足之说。但小儿生长发育快，所需要的营养物质却较成人更迫切，因此注意调理脾胃，使其正常运转是儿童健康成长的基本保证。应用推拿法能够健脾胃，增强食欲，调理气血，并能提高小儿身体素质，增强抵御疾病的能力。脾胃的推拿保健方法可用于脾胃虚弱，食少吐泻，营养不良等病症。

推拿方案

补脾经200次、清肝经300次、揉足三里50次、摩腹100次、捏脊10次。

1 补脾经

医者用左手握患儿之左手,用右手拇指螺纹面贴在小儿拇指螺纹面上做旋推。补200次。

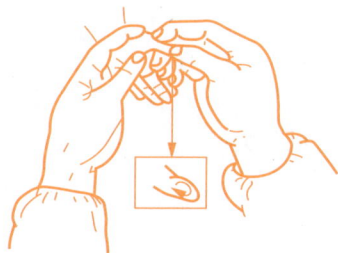

补脾经

2 清肝经

医者用左手握患儿之左手,用右手拇指螺纹面贴在小儿食指螺纹面上做向心直推。清300次。

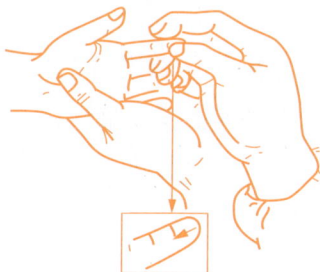

清肝经

3 揉足三里

用拇指按揉外侧膝眼下3寸,胫骨外侧约一横指处的足三里。按揉50次。

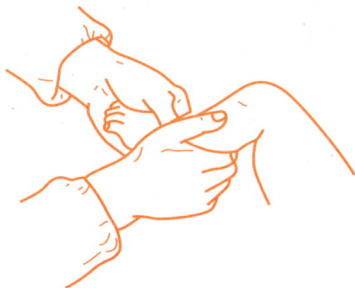

按揉足三里

4 摩腹

患儿取仰卧或坐位,医者用掌面或四指先顺时针摩腹,再逆时针摩腹部。各摩100次。

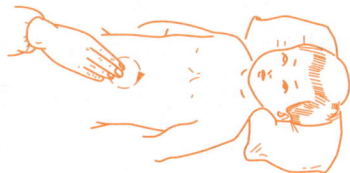

顺时针摩腹

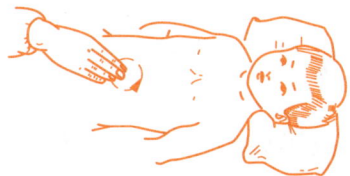

逆时针摩腹

5 捏脊 双手用捏法自下而上由长强捏至大椎穴。捏10次。

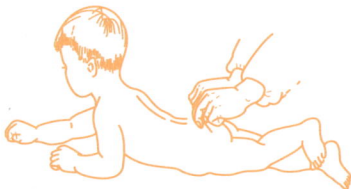 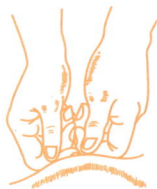

a.三指捏脊　　　　　　　　b.二指捏脊

捏脊

> **❤ 注意事项**
>
> 　　一般在清晨或饭前进行，每日推拿1次，6次为1个疗程，疗程间休息3天。急性传染病期间可暂停，待病愈后再进行。

五、小儿保肺健脾推拿保健

小儿保肺推拿保健方法

　　小儿肺常失健，因肺为清虚之体，既易于受邪，又不耐寒热，故在病理上形成了肺为娇脏，难调而易伤的特点。小儿肺气之所以娇弱，关键在于脾常不足。中医认为，脾与肺为母子之脏，母病必涉及于子，脾气虚，则肺气不足，外邪最易乘虚而入，使肺失清肃而产生各种疾病。如果脾气健旺，则水谷精微之气上注于肺，卫外自固，外邪就无从而入。肺气强弱与否，实赖于后天脾胃之气，故要预防外邪的入侵，必须健脾，并及时疏解风邪。经常采用健脾保肺推拿法可以调达营卫、宣通肺气，增强身体的御寒能力，预防感冒的发生。

> **☺ 推拿方案**
>
> 　　补脾经300次、补肺经300次、补肾经300次、揉外劳宫50次、揉膻中50次、按揉风池5次、揉肺俞200次、按揉肩井20～30次。

1 补脾经 医者用左手握患儿之左手，用右手拇指螺纹面贴在小儿拇指螺纹面上做旋推。补300次。

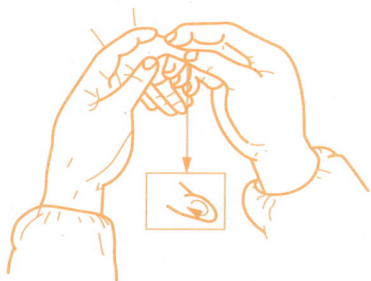

补脾经

2 补肺经 医者用左手握患儿之左手，用右手拇指螺纹面贴在小儿无名指螺纹面上做旋推。补300次。

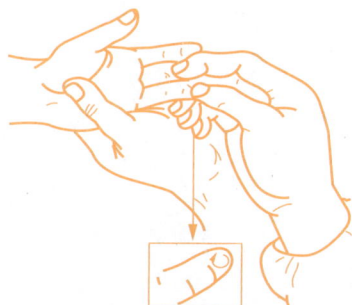

补肺经

3 补肾经 医者用左手握患儿之左手，用右手拇指螺纹面贴在小儿小指螺纹面上做旋推。补300次。

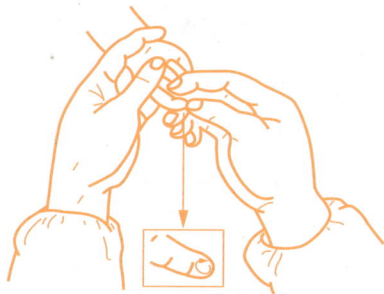

补肾经

4 揉外劳宫 揉外劳宫：医者用中指端揉手背中，与内劳宫相对处。按揉50次。

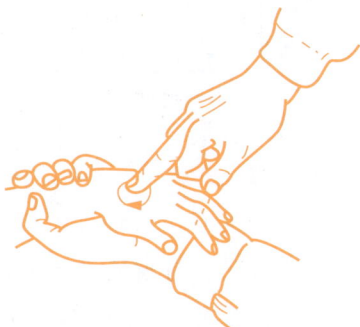

揉外劳宫

5 揉膻中
医者用中指指端揉两乳头连线之中点。揉50次。

6 按揉风池
用双拇指按揉颈后枕骨下，胸锁乳突肌与斜方肌三角凹陷中的风池穴。按揉5次。

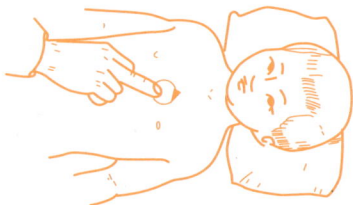

揉膻中

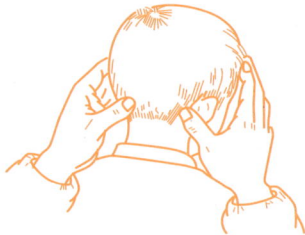

按揉风池

7 揉肺俞
用两手拇指或示、中指指端揉第三胸椎棘突下旁开1.5寸的肺俞穴。揉200次。

8 按摇肩井
医者一手中指按患儿一侧肩井穴，另一手紧拿患儿食指、无名指，使其上肢伸直并摇之，摇20~30次。

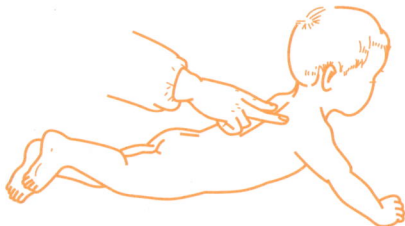

揉肺俞

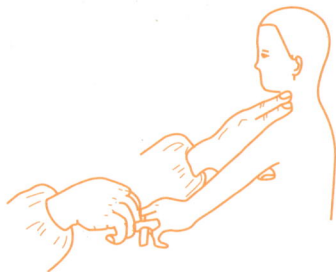

按摇肩井

❤ 注意事项

1. 一般宜在清晨进行，每日操作1次，5次为1个疗程。疗程间休息3天，可继续进行第2个疗程。

2. 平时衣着不要过于暖、厚。

3. 注意饮食，不宜过食生冷油腻之物。

六、小儿益智推拿保健

小儿益智推拿保健方法

正常小儿的健康成长是由肾的元阴元阳相互协助,相互支持,相互影响的结果。中医认为,肾藏精,精生髓,髓又上通于脑,故又称脑为髓之海,精足则令人灵慧聪明,故益智保健推拿能补肾益精、健脑益智,促进小儿智力发育,心身健康,精神愉快,并对小儿的五迟(立迟、行迟、发迟、齿迟、语迟)、五软(头项软,口软、手软、足软、肌肉软)、解颅等小儿发育障碍的疾患有一定的治疗作用。

🗨 推拿方案

开天门30次、推坎宫30次、揉太阳30次、揉耳后高骨30次、补肾经300次、揉二马100次、捏脊5遍、揉涌泉100次。

1 开天门 两拇指自下而上自两眉中点交替直推至前发际。推30次。

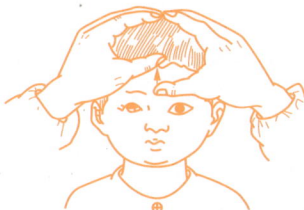
开天门

2 推坎宫 两拇指自眉心向两侧眉梢分推。推30次。

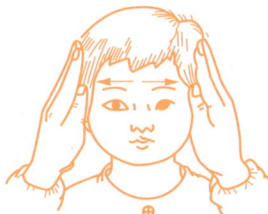
推坎宫

3 揉太阳 用中指端向耳方向揉太阳穴。揉30次。

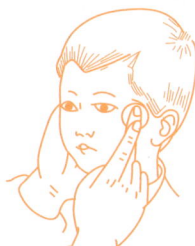
揉太阳

4 揉耳后高骨 用两拇指或中指端按揉乳突后缘高骨下凹陷中。揉30次。

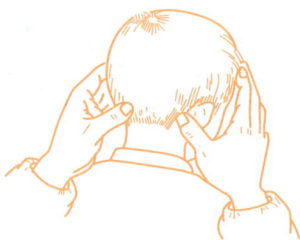

按揉风池

5 补肾经 医者用左手握患儿之左手,用右手拇指螺纹面贴在小儿小指螺纹面上做旋推。补300次。

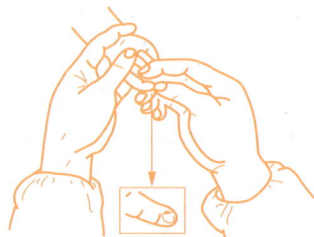

补肾经

6 揉二马 拇指指端揉手掌背面,第四、五掌骨小头后陷中。揉100次。

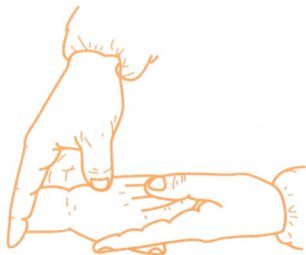

掐揉二马

7 捏脊 双手用捏法自下而上沿脊柱两侧由长强捏至大椎穴。捏5遍。

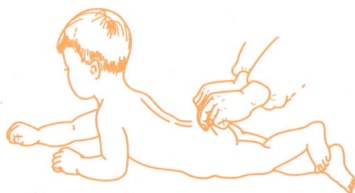

a.三指捏脊

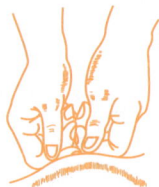

b.二指捏脊

捏脊

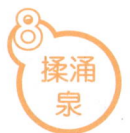

用拇指端按揉足掌心前 1/3 凹陷处的涌泉穴。

揉 100 次。

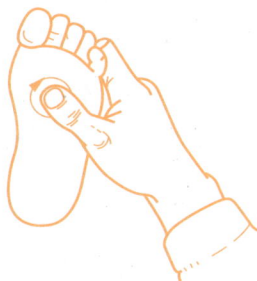

揉涌泉

注意事项

1. 本法适宜于 3 周岁以下的幼儿，可每日 1 次，连续 30 次为 1 个疗程，疗程间休息 1 周，再做第 2 个疗程。

2. 本法亦适应于五迟、五软、解颅或脑病后遗症，要长期坚持，每推拿 2 个月休息 1 周后再继续进行。

3. 对五软的患儿可适当选用补心养血或补肾养肝的方剂。

4. 对智力差的儿童要同时进行行为指导，开发智力，树立其对治病的信心。

七、小儿强身健体推拿保健

强身健体推拿是一种有效的预防疾病的方法。远在唐朝，名医孙思邈的著作《千金要方》中就有："小儿虽无病，早起常以膏摩囟上及手足心，甚避风寒……"的记载。可见以推拿预防疾病保证小儿健康的方法源远流长，具有健脾和胃，增进食欲，强壮身体，促进发育等作用。

推拿方案

按揉百会 50 次、揉膻中 50 次、揉中脘 100 次、摩腹 100 次、按揉足三里 50 次、捏脊 10 次。

1 按揉百会 用指端或掌心按揉头顶正中线与两耳尖连线之交点的百会穴。按揉50次。

2 揉膻中 医者用中指指端揉两乳头连线之中点。揉50次。

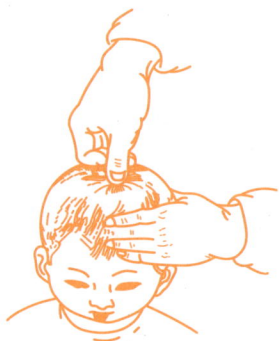

按揉百会

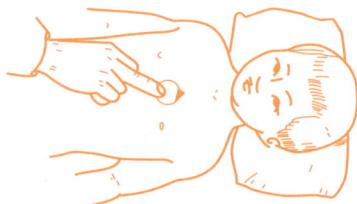

揉膻中

3 揉中脘 用掌根或拇指、食指、中指指端按揉脐上4寸的中脘穴。揉100次。

4 摩腹 患儿取仰卧或坐位，医者用掌面或四指先顺时针摩腹，再逆时针摩腹部。各摩100次。

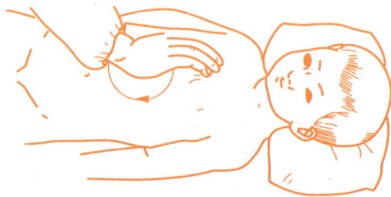

揉中脘

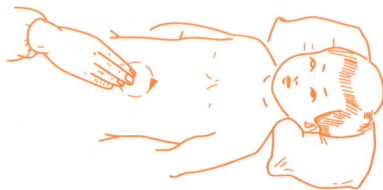

顺时针摩腹

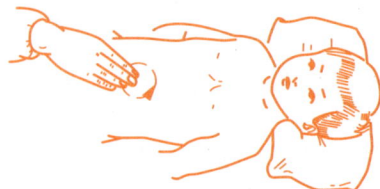

逆时针摩腹

5 按揉足三里 用拇指按揉外侧膝眼下3寸,胫骨外侧约一横指处的足三里。按揉50次。

6 捏脊 双手用捏法自下而上由长强捏至大椎穴。捏10次。

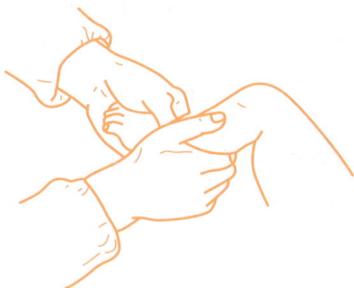

a.三指捏脊

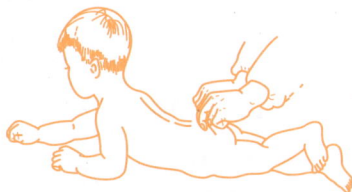

b.二指捏脊

捏脊

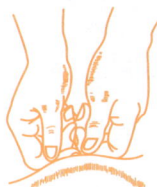

按揉足三里

♥注意事项

　　操作前,操作者应洗净双手,剪平指甲。操作时,要部位准确,手法熟练,不宜过重,可以选用爽身粉、滑石粉等作为润滑剂,以防擦破小儿皮肤。每日做1次,早晚自便,以晨起空腹做效果为佳。患急性病期可暂停,待病情痊愈后再恢复进行。

小儿推拿常用手法索引
（按拼音顺序）

小儿推拿常用穴位索引
（按拼音顺序）

参考文献

[1] 王之虹.推拿手法学［M］. 北京:人民卫生出版社,2001.

[2] 薛明新.儿科病按摩［M］. 北京:金盾出版社,2005.

[3] 孙安达.实用小儿推拿［M］. 合肥:安徽科学技术出版社,2004.